자연石을 이용한

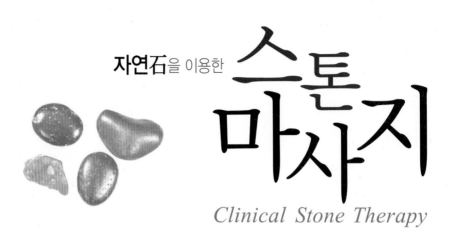

스톤 마사지

Clinical Stone Therapy

박동호 저

일진사

머리말

『자연석을 이용한 스톤마사지』는 이론적으로 철저히 근육학에 바탕을 두고, 근육과 근막을 이완함에 있어서 스톤, 특히 자연석을 괄사도구로 이용하여 실전에 100% 활용 가능하도록 기술하였다. 자연석을 사용하여 마사지하는 방법이 다른 괄사요법과 비슷하게 보일 수도 있으나 인위적이며 획일적으로 가공된 일반 괄사도구가 아닌, 다양하고 입체적인 모양을 갖추고 있어 근육의 크기와 위치에 따른 맞춤식 적용이 가능하다.

스톤을 이용한 치료법은 현재도 많은 분야에서 다양하게 적용되고 있다. 민속 고유의 풍습으로 내려온 방법이든, 시공간을 통해 익혀 온 임상학적 영향이든, 그리고 이상과 철학의 논리를 대입한 학술적 사안까지 포함하면 그야말로 천차만별이다. 이 책에 기술된 크리니컬 스톤테라피는 스톤을 이용한 시술법이지만, 기존과 다르게 다음과 같은 두 가지에 의의를 두고자 한다.

첫째는 생리 · 해부 · 근육학적 이론에 따른 과학적인 보디워크를 지향한다는 것과, 둘째는 다양한 형태의 자연석을 이용함으로써 신체 부위별에 따른 압의 배율을 효율적으로 적용할 수 있다는 것이다. 이는 기존의 괄사와는 다르게 시술자 의도에 따라 자유롭게 맞춤식 배압이 가능한 테크닉을 구사할 수 있어 시술의 효과를 높일 수 있으며, 시술을 하는 동안 손가락이나 손목 관절에 무리를 주거나 장시간 집중력으로 인해 발생되는 피로감을 줄여 준다. 여기에 인체 온도에 따라 냉온을 조절해 줌으로써 물리치료까지 병행하여 활용하는 것은 천군마마를 얻는 것과 같다 하겠다.

마사지 시 사용하는 괄사도구는 대개 동물의 뿔이나 금속, 나무 또는 돌을 인위적으로 가공하여 사용하고 있으나 많은 긍정적인 측면에도 불구하고 몇 가지 아쉬운 점이 있다. 도구의 모양이 획일화되어 있어 피술자의 체형이나 근육의 크기, 모양, 위치에 따라 적합한 압을 적용하기가 어렵다는 것과, 시술자의 입장에서 압력의 정도와 선호도의 차이, 손의 크기에 잘 맞지 않아 시술 효과가 떨어진다는 점이다.

여기에다 포괄적인 의미를 덧붙이면 마사지의 궁극적인 철학에도 배치되는 면이 있다. 보디워크(bodywork)란 단순히 근육을 자극하는 것만이 아니라, 몸(body)과 마음(mind) 그리고 영혼(spirit)의 합을 이루어가는 성스러운 과정으로, 마사지 시 사용되는 도구는 육체와 정신을 이어 주는 매개체, 즉 에너지 선(energy force)이 되어야 하므로 인위적으로 가동된 것이 여기에 적합한지에 대한 의문이다. 이 책에서 이용하는 자연석은 우주 에너지를 간직한 초자연적인 광물질이며, 태곳적부터 생성된 그대로를 사용하기 때문에 설득력 있는 도체가 될 수 있다고 생각한다.

마사지 시 압의 배합은 매우 중요하다. 만약 근육층과 근량을 고려하지 않고 압을 가하면 이완의 효율성이 떨어지고 불필요한 통증이 발생할 수 있으며, 오히려 멀쩡한 피부층 혈관을 손상시켜 피멍이 들거나 염증과 부종을 초래하기도 한다. 압의 배합은 시술자의 맑은 영혼과 건강한 육체에서 만들어지는 것이므로 시술자는 언제나 자신의 몸을 보호하여 손상과 피곤으로부터 자신을 지켜야 한다.

지천에 보석같이 널려 있는 스톤을 잘 선별하여, 이를 자신의 테크닉으로 승화시키면 보다 자신감 있는 자신의 모습을 재발견하게 될 것이다.

끝으로 이 책이 나오기까지 아낌없는 지원과 믿음을 주신 도서출판 **일진사** 임원, 편집부 직원 여러분과 모델로 응해 준 나의 제자에게 진심으로 감사드린다.

저자 씀

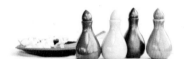

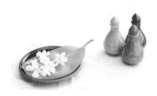

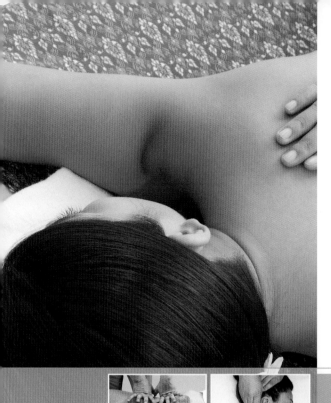

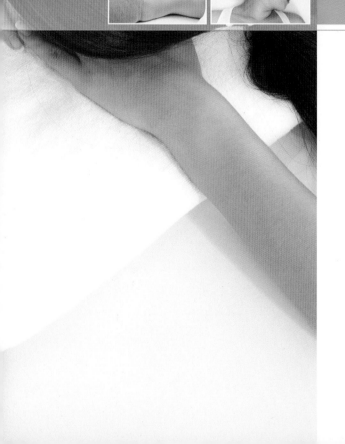

Clinical Stone Therapy

크리니컬 스톤테라피

1 >> 크리니컬 스톤테라피의 개요

크리니컬 스톤테라피(clinical stone therapy)는 돌을 이용하여 근막을 이완함으로써 통증을 완화하는 수기요법을 말한다.

돌을 이용한 치료법은 세계 각지의 관습, 문화와 접목되어 심신의 안정과 회복을 돕는 원시적 방법으로 전해 내려오다가, 점차 그 효과가 인지되면서 나라마다 역사성을 갖춘 치료의 한 방편이 되었다.

유럽의 추운 지방에서는 일찌감치 돌에 열을 가해 오늘날의 사우나와 같은 온열요법을 생활에 활용하였다. 우리나라에서도 몸살이 나거나 복통이 일어나면 구들장에 몸을 지져 열을 냄으로써 병증을 이겨왔던 예를 보면 알 수 있다.

돌을 이용한 치료법이 시공간에 상관없이 치료의 한 분야로 자리매김한 것은, 따스한 곳에 있으면 심신이 편안해지는 원리를 본능적으로 알고 자연스럽게 통증 부위에 열감이 있는 돌을 적용하게 되면서이다.

돌은 인체에 해를 주지 않은 광물질로 형성되어 있어 이를 이용한 시술이 부작용이 없어 편리하다. 나아가 다양한 미네랄과 원적외선을 방출하여 이를 체내로 유입하는 도체 역할을 함으로써 우주적 에너지를 초자연적 상태로 인체에 흡수시키는 신비스런 치료 물질이라 할 수 있다.

고대 아메리카 원주민들과 일본 수도승에 의해서 각각의 대륙에서 비슷한 시기에 최초로 돌을 사용했다는 기록이 문헌에 있다. 인도의 『아유르베다(Ayurveda)』와 중국의 『황제내경』에도 치료의 한 방안으로 이용되었음이 확인되었다. 그러나 원류를 따지는 것은 그리 중요한 일이 아니다. 왜냐하면 기록이 소실되었거나 없을 뿐이지 돌을 이용했던 사례는 많은 습관과 전통에서 흔하게 찾을 수 있고, 알게 모르게 현재도 다양한 방법으로 활용되고 있기 때문이다. 그렇게 오랜 세월을 거쳐 내려왔기에 오늘날 철학 또는 과학적으로 다양한 해석과 논리를 형성할 수 있었을 것이다.

열을 이용한 치유 방법은 매우 다양하다. 돌을 이용한 치료 방법은 기본적으로 돌이 가지고 있는 열감과 전도가 인체에 위해를 주지 않으며, 돌의 모양이나 크기를 자유롭게 선택할 수 있다. 느낌이 부드러우면서 매우 강직하여 수기 시 편리하며, 열의 지속성이 치료 효과에 미치는 영향이 크다.

특히 손으로만 모든 치료를 감당해야 하는 수기요법사의 입장에서는 시술 시 손가락에 가중되는 압력과 그 지속력을 조절하는 과정에서 필연적으로 발생할 수밖에 없는 관절의 손상과 근력의 피로를 돌이 대신한다는 것과, 인체 온도와 맞게 냉온을 조절할 수 있다는 것이 다른 어떤 도구에서도 찾을 수 없는 특별한 장점이라 할 수 있다.

크리니컬 스톤테라피는 생리 · 해부학적 이론이 바탕이 되어 과학적이며 합리적이고 피술자의 심신에 평안함을 가져다 줌은 물론 근막과 골막의 유기성을 높이며, 인대와 힘줄로 몸의 축을 구성하는 관절부의 유동성을 높이고 가동 범위를 확대한다. 장부의 연동운동을 도와 피로 물질과 노폐물을 빠르게 제거하여 체액 순환을 돕는 보디워크이다.

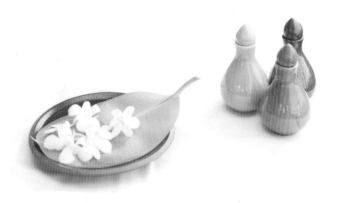

2 ›› 스톤의 종류와 선택

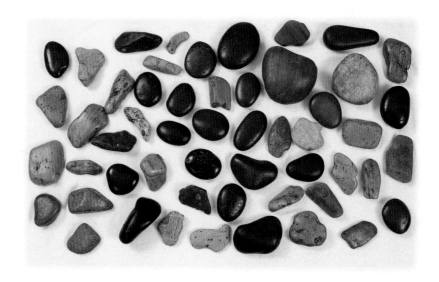

　돌을 선택함에 있어 석질(石質)이 부드럽고, 시술하기 편리한 모양이어야 하며, 적용하려는 신체 부위에 따라 크기와 중량이 적당해야 한다. 특히 돌을 피부에 접촉할 때 마찰로 생길 수 있는 상처를 예방하기 위해 오일을 사용하는데, 이때 오일이 미끄러워 돌을 쥐는 장력이 떨어지면서 불필요한 힘을 낭비하게 된다. 따라서 손에 맞는, 즉 잘 쥐어지는 모양을 선택하는 것이 중요하다.

　너무 인위적으로 가공되었거나 합성된 돌은 되도록 사용하지 않는다. 이는 대체의학의 또 다른 가치라 할 수 있는 자연과 인간의 조화, 나아가 우주 에너지와 인체 에너지가 합일되는 과정에서 자칫 그 성스러움이 방해되는 요소가 되기 때문이다.

　마사지는 단순히 몸을 주물러 이완하는 물리적인 힘에만 의존하는 것이 아닌, 몸(body)과 마음(mind) 그리고 영혼(spirit)의 삼위일체를 통해 육체와 정신의 합을 이루어가는 과정을 중요시한다. 따라서 이를 실행하는 시술자의 마음가짐과 주변 그리고 이용하는 모든 사물도 함께 공유하는 진정성이 있어야 대우주와 소우주를 연결하는 에너지 선이 유지될 수 있다.

돌은 열을 가하거나 얼렸을 때 상태가 그대로 유지되면서 인체에 해가 없어야 하므로, 다음과 같이 세 종류의 석질이 보편적으로 이용되고 있다.

수성암(sedimentary) 침전암이라고 하며, 무기광물이나 동식물의 퇴적물, 암석의 부스러기 등이 침전을 통해 굳어져 생성된다. 물과 바람 등으로 풍화나 침식, 퇴적 작용으로 생성된 돌의 총칭이다. 주로 물의 흐름이 있던 장소, 즉 얕은 바다나 강 그리고 호수 등에서 발견되고, 비교적 물의 작용을 받아 물 밑에 퇴적하여 굳어진다.

화성암(igneous) 마그마가 지표나 지하에서 냉각, 고결, 응고하여 이루어진 암석으로, 입자가 굵고 거칠며 조직이 단단하고 입자 구조가 독특하여 광택을 나타내는 것이 특징이다.

현무암(basalt) 화성암 중 분출암의 일종으로, 보통 암회색에서 검은색을 띠는데, 변성작용으로 녹색이 되기도 하고 산화작용에 의해 갈색이나 붉은색을 띠기도 한다. 뜨거운 온도를 가장 오래 붙잡고 있는 성질이 있으며, 지구상에서 가장 많은 화산암이다.

변성암(metamorphic) 변성 작용에 의해 조직이나 광물 조성이 변화한 암석으로, 지각 변동에 의해 암석의 위치가 물속이나 땅속으로 서로 바뀌어 온도, 압력의 영향을 받거나, 화산 분출로 인한 마그마와 광물 사이에 반응으로 새로운 조직이 생성되어 암석의 형질이 바뀌면서 형성된다.

이러한 자연석은 모두 인체에 해를 주지 않는 광물질로 이루어져 있으며, 어떤 것은 인체에 매우 유익한 성분까지 포함되어 있기도 하다. 또한 모양과 크기가 시술자의 테크닉에 맞추어 구비할 수 있다는 점이 가장 큰 장점이다. 주로 주변의 산과 강, 바닷가 부근에서 손쉽게 채집할 수 있다.

3 » 스톤의 모양과 기능

작고 기다란 모양

얼굴 표정근이나 저작근과 같이 작고 미세한 근섬유를 이완할 때 사용한다. 온스톤 또는 냉스톤을 때에 따라 온도를 조절해 가며 적용하고, 작아도 손에 잘 쥐어지는 모양을 선택하여 시술 시 집중력을 높일 수 있다. 아래 사진은 눈둘레근을 에플러라지하고 있다.

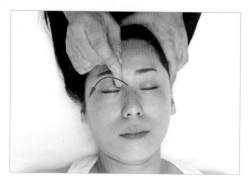

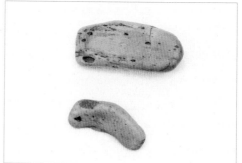

흉쇄유돌근은 피술자가 고개를 약간 들고 있는 상태에서 근섬유가 잘 나타난다. 작고 둥글며 길쭉한 스톤을 이용하여 흉쇄유돌근의 섬유 측면을 내측으로 밀면서 동시에 밸리(valley)를 따라 딥에플러라지로 흉골지와 쇄골지 모두 내·외측에 섬세한 압을 적용한다. 특히 흉골지의 내측에 압을 적용할 때는 기관지를 건드려 기침을 유발할 수 있으므로 주의한다.

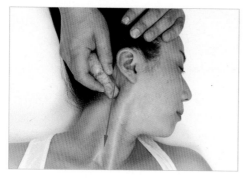

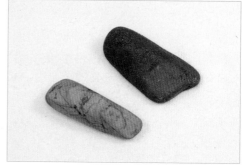

작고 둥근 모양

전두근과 같이 피부 표면이 얇으면서 넓게 분포된 근육의 경우, 작고 둥근 스톤을 이용하여 골막에 부드러운 마찰을 주며 미세하게 근섬유를 이완한다. 이때 또 다른 손가락도 같은 방법으로 마찰을 주어 동시에 강약이 배합된 압을 적용한다. 다만 각기 다른 반대 방향으로 근섬유를 이완하는 것은 근의 등척성 운동을 유발시켜 이완을 보다 효율적으로 할 수 있기 때문이다.

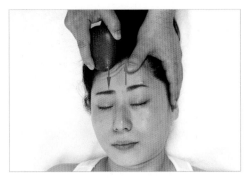
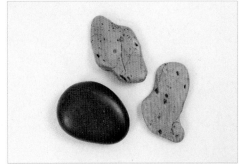

대 · 소후두근과 같이 촉진이 잘 안 되고 심부층에 위치해 있는 작은 근육의 경우, 일반적으로 무지를 사용하여 섬세한 압을 적용하는데, 이때 손가락 관절에 무리한 힘을 주어 시술 시 고통을 감내해야만 한다. 사진에서와 같이 작고 둥근 스톤을 시술 부위에 위치하여 프릭션을 적용하고, 동시에 피술자의 머리를 신전시키면 근막을 효율적으로 이완할 수 있다.

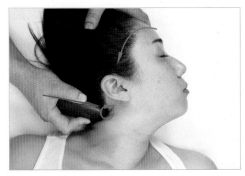
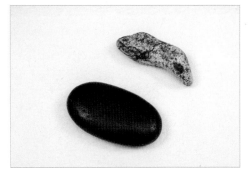

모델 : 신주희

작고 납작한 모양

광경근과 같이 근막이 얇고, 경동맥과 림프절로 인해 국소압을 주면 위험한 부위를 마사지할 경우, 작고 납작한 스톤을 이용하여 부드럽고 리드미컬하게 에플러라지를 적용한다. 이때 스톤이 쇄골이나 하악각에 부딪쳐 불필요한 통증이 일어나지 않도록 유의한다.

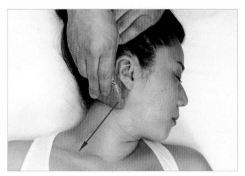 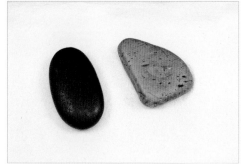

작고 다면체 모양

일반적으로 측두근은 머리카락으로 덮여 있고 근막이 매우 얇아 마사지 시 국소 부위로만 집중적으로 압을 가하는 지압과 같은 테크닉을 주로 적용하는 경우가 많다. 다면체의 스톤을 이용하여 부드럽게 에플러라지를 적용하면 돌의 강직성과 마찰로 인해 두피 전체에 골고루 같은 압을 적용할 수 있다. 너무 강한 압은 불필요하게 두개골에 압박을 가할 수 있으므로 스톤의 무게만을 이용하여 리듬감 있는 경쾌한 압을 적용한다.

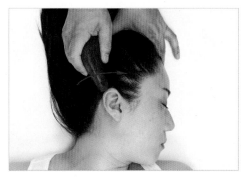 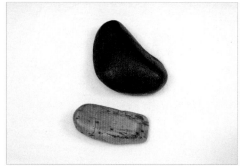

크고 둥근 모양

복사근의 경우는 피술자를 측와위로 눕게 하고, 복부 외측에서 내측 방향으로 부드럽게 에플러라지 또는 페트리사지를 적용하며 복압을 이완한다. 이때 스톤은 어느 정도 무게가 있어야 하며, 크기는 손바닥 정도로 스톤의 무게와 약간의 손의 압을 섞어 함께 적용한다. 강약이 배압된 압은 복부의 근섬유를 편안하게 이완시키고 장부의 연동운동을 효율적으로 돕게 된다. 시술 시 늑골과 장골에 스톤이 부딪치지 않도록 유의한다.

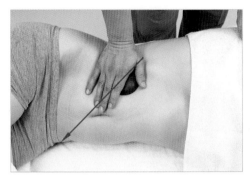 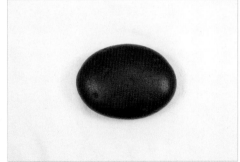

크고 기다란 모양

요방형근은 매우 강하고 두꺼운 근육으로 늑골에서 장골능으로 연결되어 허리를 지지한다. 보통 허리 마사지 시 이 근육을 손가락 또는 주와를 사용하는데 손가락을 사용하면 너무 힘이 들고, 주와를 사용하면 섬세하지 못한 면이 있다. 이때 크고 긴 스톤을 사용함으로써 손쉽게 장골능과 척추 측면으로 정밀하면서 강한 에플러라지 또는 프릭션을 적용할 수 있다.

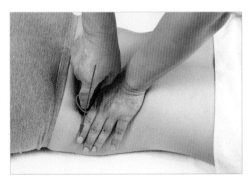 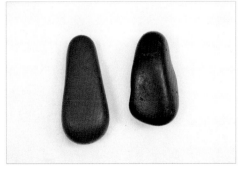

폭이 넓고 납작한 모양

견갑하근이나 능형근의 정지부를 이완할 때는 폭이 넓고 납작한 모양의 스톤이 유용하다. 피술자의 어깨를 내회전하여 견갑골의 내측을 오픈하고, 근막을 녹이듯 서서히 압을 적용하는 딥에플러라지와 페트리사지를 실시한다. 이러한 모양의 스톤은 견갑골 하층에 위치해 있어 시술이 불편한 부위라도 뼈를 건드리지 않으면서 압통과 근막을 효과적으로 이완할 수 있다.

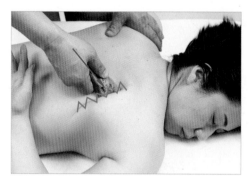
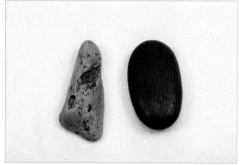

길고 둥근 모양

대퇴근막장근은 마사지하기 매우 까다로운 근육으로 피술자는 측와위로 누워 고관절을 굴곡해야 근섬유가 나타난다. 시술자는 길고 손잡이가 있는 스톤을 이용하여 다른 손으로 근량을 모으고 동시에 강하고 섬세하게 대퇴근막장근의 밸리를 에플러라지한다. 장골능에 스톤이 부딪치지 않도록 유의한다.

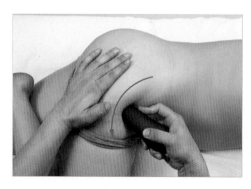
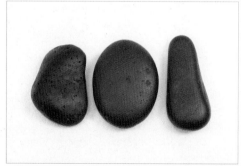

극상근은 승모근 아래 위치해 있고, 견갑골의 극상와에 파묻혀 있으며, 비교적 근량이 많은 근육이다. 이 근육은 사진에서와 같이 손잡이가 있으며, 시술 시 압을 확실히 전달할 수 있는 길고 큰 스톤을 이용하면 손쉽게 마사지가 가능하다.

목에서 견봉 방향으로 딥에플러라지를 적용하고, 견봉에 스톤이 부딪쳐 불필요한 통증이 유발되지 않도록 유의한다. 후두에서 어깨 방향으로 스톤을 진행하며 동시에 피술자의 고개를 환측으로 돌리면 이완된 근육에 압이 적용되고, 반대 방향으로 고개를 돌리면 근육이 더욱 신장된다.

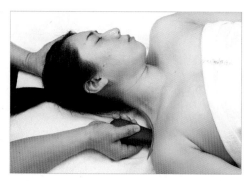
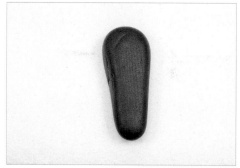

슬괵근의 경우 둥글고 폭이 넓은 큰 스톤을 이용하면 압을 적용하는 데 매우 효과적이다. 이 근육군은 굵고 튼튼해서 웬만한 압에는 별로 반응하지 않으므로 근량에 맞는 크기의 스톤을 선택하도록 한다.

스톤의 무게와 어깨 힘을 이용하여 근육을 녹이듯 서서히 오금에서 좌골 방향으로 강하게 에플러라지를 적용한다. 또 부드러운 다면체의 스톤도 근막을 세분화하며 이완하는 데 효과적이다.

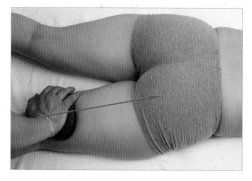
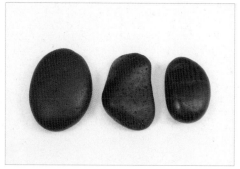

다면체 모양

족저근 또는 발꿈치, 발가락을 마사지할 때는 압의 강도가 각각 다르므로 그만큼 세밀하게 적용하기 위해서 손아귀에 잘 쥐어지는 돌을 선택한다. 부위에 따라 강약이 조절된 압으로 에플러라지 또는 프릭션을 적용한다. 발가락에 스톤을 적용할 때는 관절에 무리한 압이 적용되지 않도록 오일의 양을 최대화하고, 넓적한 스톤을 사용하여 불필요한 국소압이 생기지 않도록 유의한다.

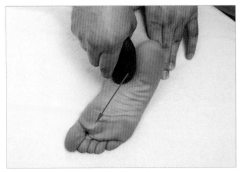 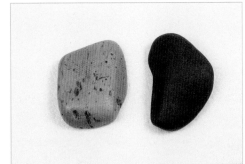

불규칙한 다면체 모양

둔근은 근육량이 매우 많으며 심층에도 이상근이 있어 스톤의 볼록한 부분을 엉덩이 중앙에 위치하도록 하고 강한 압으로 프릭션과 서클링을 적용한다. 이때 피술자의 무릎을 굴곡하여 동시에 고관절을 내회전 또는 외회전시키면서 압을 적용하면 둔근이 더 효율적으로 이완된다.

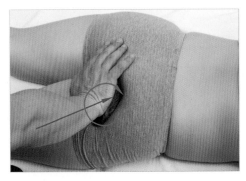 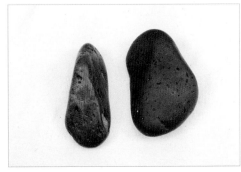

크기가 다른 둥근 모양

내전근을 마사지할 때는 근육이 유기적으로 이완될 수 있도록 크기가 다른 스톤을 양손에 밀착하고 대퇴 내측을 강하게 조이며 다이내믹하게 페트리사지를 적용한다. 각각 크기가 다른 스톤을 이용하는 것은 내전근의 종류가 많은 것과 그에 따른 근섬유를 다양한 각도에서 효율적으로 이완시키고자 함이다.

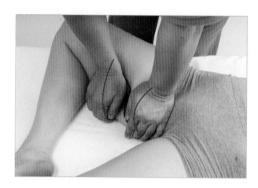 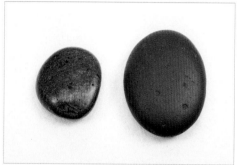

둥근 다면체 모양

견갑거근과 같이 근육이 짧고 단단할 경우, 손에 쥐기 쉬운 스톤을 이용하여 압통점에 직하방으로 압을 주며 동시에 프릭션을 적용한다. 이 부위는 다양한 근육군이 경첩되는 부위이자 어깨 통증을 일으키는 주범으로 지목되는 곳이다. 손가락을 이용한 압은 관절에 무리한 힘을 주고, 알맞게 압을 주지 못하면 시술 효과가 떨어지므로 스톤 사용이 매우 효과적이라 할 수 있다.

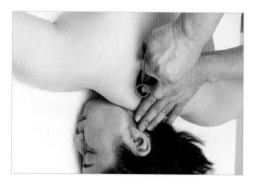 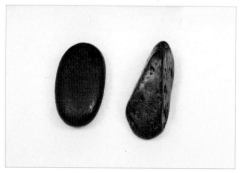

다양한 모양

　복부 마사지는 여러 개의 다양한 모양의 스톤을 복부 위에 올려놓고 수장으로 감싸 부드럽고 리드미컬하게 강약이 배합된 압으로 이완한다. 처음에는 약하게 압을 적용하고 이내 복압이 어느 정도 빠지면 점점 강도를 높여 나간다. 시계 방향, 시계반대 방향으로 압을 주되 스톤이 이탈되어 늑골과 장골에 부딪치지 않도록 유의한다. 스톤의 무게만을 이용해도 되므로 오랫동안 적용해도 시술자는 불필요한 피로감을 줄일 수 있고, 피술자는 스톤 사이마다의 장력 차이로 연동운동이 효과적으로 일어난다.

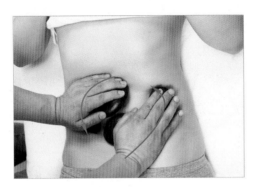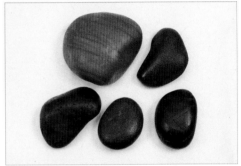

　척추기립근은 심층에 위치해 있으며 기능별로 매우 다양한 분지로 형성되어 있다. 골반에서 두개골로 연결된 이 근육은 크고 심층에 있기 때문에 압을 넓고 깊게 적용해야 하므로 크고 둥근 스톤이 필요하지만 척추를 감싸고 있는 작은 근육들은 길고 뾰족한 스톤으로 세심하게 이완해 주도록 한다. 시술 부위에 맞는 스톤을 잘 선택하고 시술 시 스톤이 극돌기에 부딪치지 않도록 유의한다.

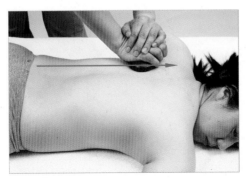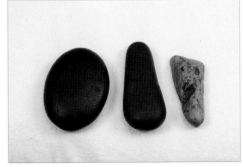

승모근은 표층에 있지만 많은 근육군이 심부에 여러 층으로 자리 잡고 있다. 따라서 하층을 염두하여 함께 근막을 이완하고자 한다면 강약이 배합된 압으로 딥프릭션이 필요하다. 약간 폭이 있는 스톤을 선택하여 근섬유를 넓게 잡고 이완한다. 승모근은 크고 넓기 때문에 시술 부위마다 적당한 모양의 스톤을 선택하고, 촘촘하게 이완한다.

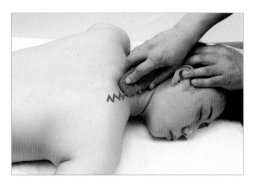
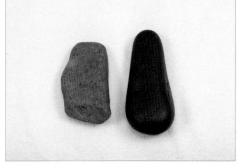

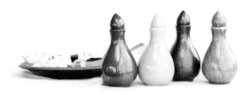

4 ›› 스톤의 온도

스톤테라피에서 온도 조절은 가장 중요하면서도 가장 까다로운 문제 중 하나이다. 시술을 하다 보면 적당한 열감을 시술 내내 유지하는 것이 현실적으로 어렵다.

일반적으로 피술자는 화상을 입지 않는 정도에서 높은 열감을 원한다. 고온에서는 근육이 녹는 듯한 평안함과 이완을 느낄 수 있기 때문이다. 그러나 온기구에서 꺼내 15분 정도가 지나면 다시 냉각되므로 돌을 교체하는 과정에서 마사지의 최고 정점이라 말하는 의식과 무의식의 세계인 초월적 단계에서 파열음을 겪는 아쉬움이 생긴다. 이를 피하기 위해서는 돌의 수량이 매우 많아야 하고, 이를 데우는 온도기의 용량은 돌의 2배수 크기여야 한다.

다시 말해 돌이 데워지는 시간을 감안해 돌을 굽고 사용하고, 다시 초벌 과정을 반복하려면 같은 종류의 돌이 3개는 있어야 한다는 것이다. 여기에다 전신 부위에 사용할 돌의 크기, 모양을 감안해 보면 그 양이 더욱 많아야 한다. 물론 온도기도 그 돌을 다 수용할 만큼 커야 하는 것은 당연하다. 그리고 누군가 옆에서 돌 굽는 것을 보조해 준다면, 이는 한 명을 시술하는 데 두 명의 시술자가 필요하므로 역시 효율성이 떨어진다.

스톤의 적당한 온도

구 분	온 도	스톤 컬러	온 도 기
1	최대 44℃ 이하	green	열 보호 기계 이용
2	최대 58℃ 이하	black	열 보호 기계 이용
3	최대 25℃ 이하	white	차가운 물 이용
4	0℃ 이하	white / gray	얼음 이용

＊ 이 도표는 스톤의 열감에 따라 시술하는 방법이 달라지므로 참고하도록 한다. 다만 사용하는 데에 따른 현실성에 문제가 있다면 신체온도에 맞추어 괄사로 사용한다.

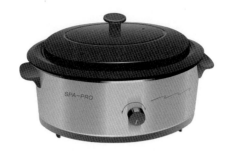

온도기 / equipment

스톤테라피는 체외에 올려놓거나 깔고 눕는 방법으로 돌을 보온하며 이용할 수도 있으나, 괄사도구처럼 돌을 이용하려면 공기의 영향으로 차가워지는 현상을 염두에 두어야 할 것이다. 따라서 오늘날 스톤테라피가 스파에서 많이 적용되는 것이 현실이다. 스파 시설이 없을 경우에는 굳이 고열의 온도를 유지하려는 어려운 선택을 하기 보다는 돌을 신체의 피부 온도 정도로 유지하면서 괄사처럼 사용한다면 문제가 되지 않는다.

방법으로 시술 시 큰 통에 따뜻한 물을 넣어 돌을 담가 두는 것이다. 물의 온도가 식으면 뜨거운 물을 넣어 따스하게 적정 온도를 맞추고, 뜨거우면 찬물로 온도를 맞추면 된다. 이렇게 되면 돌은 양과 크기에 상관없이 모두 사용 가능한 준비 상태가 되며, 필요하면 즉시 돌을 선택할 수 있다.

이때 돌이 신체 온도보다 낮으면 근육을 긴장시켜 혈행을 방해하고, 근 손상과 신경계를 압박해 통증을 일으키며, 열을 빼앗겨 극심한 피곤이 유발되므로 최소한 신체 온도 정도로 열감을 유지해야 한다.

따스한(warm) 돌

돌의 온도는 26.6~43.3℃ 사이가 적당하며, 돌을 움직이지 않고 고정시켜 적용한다. 예를 들면 복부에 올려놓거나, 베개처럼 목 밑에 받치거나 또는 등에 깔고 눕는 경우가 이에 해당되며, 만약 직접 돌을 이용해 마사지할 경우 약간 봉처럼 생긴 돌을 선택해 지압(friction)과 같이 심부에 깊은 압을 지속적으로 적용할 수 있다. 이 온도는 피부에 화상을 주지 않으면서 근육과의 접촉이 오랫동안 가능하다.

뜨거운(hot) 돌

돌의 온도는 48.8~57.2℃ 사이가 적당하며, 다이내믹하게 움직여 신체의 한 부위에 머물지 않도록 한다. 예를 들면 온몸에 긴 스트로크(long strok)을 하거나 에플러라지(effleurage), 페트리사지(petrissage)를 적용하는 경우에 해당된다.

시술자는 경쾌하고 빠르게 피술자의 근육과 피부에 리듬감 있는 마찰을 적용하여 마사지 효과를 극대화하고, 돌의 열을 충분히 전달하며, 피부를 손상하는 우려를 예방할 수가 있다. 장시간 적용 시 시술자의 손이 거칠어지며 굳은살이 생길 수 있으므로 참고한다.

차가운(cool) 돌

돌의 온도는 신체 온도(36.7℃)보다 낮게 하여, 양손으로 스톤을 쥐고 에플러라지, 페트리사지, 바이브레이션, 타포트먼트와 같은 테크닉을 실시한다. 피술자의 근육 사용이 과하여 염증으로 부었거나, 또는 더위에 지쳐 정신을 맑게(wake up)하려고 할 때, 체온을 낮춰 급성 치료가 필요할 경우에 적용한다.

얼린(iced) 돌

직접 피부에 돌이 닿지 않도록 수건이나 면으로 감싼 채 움직이지 않고 고정시켜 적용한다. 목 밑에 베개처럼 이용하거나 허벅지 위 또는 어깨 등에 적용한다. 급성으로 환부가 부었다면 10분 간격으로 냉찜을 하고 다시 5분 정도 쉬기를 반복하여 적용한다. 이는 동상(frostbitten)의 역효과가 생기지 않도록 하기 위함이다.

5 >> 크리니컬 스톤테라피의 주의 사항

돌을 이용한 시술법은 많은 장점을 가지고 있지만, 한편으로는 돌이 가지고 있는 단단함과 이를 사용하는 도중 실수로 인해 외상을 일으킬 수도 있으므로 주의해야 한다. 특히 시술자의 힘에 따라 압력이 의도했던 것과 달라질 수 있으므로 피술자의 근육과 피부 상태를 주의 깊게 관찰하며 강약의 배압을 세심하게 적용한다. 또한 피술자의 병적인 상태와 정신적인 상황에 따라서도 부작용을 일으키는 주 원인이 되므로 상식적인 선에서 생리 · 해부학적 기준을 정해 분별 있는 시술이 이루어지도록 한다.

심장 질환자

심장 기능 이상은 정도에 따라 차이가 있지만, 일단 환자군으로 분류되었다면 마사지가 가능한지 아닌지 전문가의 조언에 따르도록 한다. 마사지를 통해 혈관을 압박함으로써 한꺼번에 몰린 혈액이 심장에 무리를 줄 수 있고, 포화된 혈관벽을 필요 이상 압박하여 혈관에 손상을 입히는 사태를 초래할 수 있기 때문이다. 증상별로 협심증, 심근경색, 심부전증, 동맥경화증 환자가 해당된다.

피부 질환자

예민한 피부 또는 알레르기 증세를 보이는 환자군은 환부를 피해 적용한다. 전신에 이상 증세가 나타난다면 금기해야 하지만 그렇지 않다면 부분적인 시술은 가능하다. 직접 돌을 피부에 접촉하기보다 면 같은 부드러운 천으로 환부를 덮고 프릭션으로 국소압을 적용하는 데는 무리가 없다. 증상별로 보면 피부 알레르기, 여드름, 뾰루지, 급성 외상, 예민한 피부, 욕창 또는 괴사 부위, 염증 부위 환자가 해당된다.

암 환자

기본적으로 암 환자의 경우는 마사지가 금기이다. 하지만 전문가의 소견에 따라 국소적으로 시술이 가능한 부분도 있어 필요하다면 전문가의 의견에 따라 실시한다. 암 환자가 마사지를 받지 못하는 것은 암세포가 혈관 또는 림프관을 따라 전이될 것을 염려하기 때문이다. 그러나 회복 단계이거나 암세포의 진행이 더 이상 확산되지 않는 경우에는 통증이 유발되는 부위에 국소적으로 실시하도록 한다. 증상별로 보면 모든 암에 해당되므로 이에 유의한다.

전염병 환자

피술자가 전염병이 걸렸는지 안 걸렸는지는 말을 하기 전에는 알 수가 없다. 피술자가 전염병을 앓고 있다면 시술자와 피술자 모두를 위해 당연히 마사지를 금기해야 한다. 이러한 상황에 대처하기 위해 시술자는 모든 피술자에 대해 병증 체크리스트 (check list)를 마련해 사전에 묻기 곤란한 질문을 간추려 설문으로 확답을 듣는 것이 예방법이다. 증상별로 모든 전염병에 대해서는 금기한다.

정신장애 환자

피술자의 행동이나 대화에서 알 수 있으며 마사지로 인해 불필요한 공황 상태를 유발할 수 있으므로 마사지가 가능한지 아닌지 피술자의 행동이나 대화를 관찰하고 판단하는 것이 필요하다. 증상이 심할 경우 마사지를 금기하고, 시술 도중 난처한 일이 발생하면 매너 있는 조치로 중단하도록 한다. 증상별로 보면 우울증 환자, 약물 환자, 정신지체자, 알코올 중독자, 괴팍한 성격의 소유자 등이 해당된다.

임산부

피술자가 임신한 사실을 모를 경우, 우연히 복부 마사지로 인해 유산되는 경우가 발생하므로 주의한다. 만약 의료사고로 이어진다면 모든 책임은 시술자에게 전가되므로 피술자가 임신가능 여성인 경우 사전에 설문을 통해 임신 여부를 확인하는 것이 좋다. 임산부의 경우는 복부를 제외한 다른 전신에는 스톤 마사지가 특별히 해가 되지 않는다. 다만 특정 부위에 강한 압과 국소압은 피하고, 부드러우면서 가벼운 에플러라지와 페트리사지를 적용하면 오히려 임신에 따른 다양한 증후군과 스트레스가 경감되고 근육과 관절의 유연성이 좋아지므로 오히려 적극적으로 마사지를 권한다.

고혈압 환자

혈압이 정상치보다 너무 높을 경우 혈관을 압박하는 마사지가 해가 될 수 있다. 일단 혈압을 측정하여 상위치가 180이 넘으면 잠시 안정을 취하며 몇 분 간격으로 여러 번 검사하여 압의 변화를 확인한다. 혈압이 떨어지면 마사지를 실시하고 아무런 변화가 없다면 금기한다.

마사지를 받을 때 피술자는 눕거나 엎드려 있어야 하므로, 이때 가슴 높이로 인해 머리가 체간보다 아래로 떨어져 혈액이 머리로 몰리면 급격하게 뇌압이 높아질 수 있어 위험하다. 저혈압 환자의 경우는 마사지가 특별히 해가 되지 않고, 오히려 혈행을 원활하게 순환시킨다는 연구 결과가 있다.

유아 또는 노인

유아나 노인은 근육이나 관절 부위가 약하기 때문에 돌과 같이 단단한 물질을 이용해 압을 적용하는 것은 좋지 않다. 일반적으로 실시하는 스웨디시(swedish) 마사지 정도를 권하는 것이 더 유용하므로 주의 또는 금기한다.

6 >> 크리니컬 스톤테라피의 효과

스톤을 이용한 마사지는 피술자뿐만 아니라, 시술자의 관점에서도 매우 효과적이다. 시술자는 불필요한 힘을 낭비하지 않아도 효과적으로 압을 생산할 수 있고, 손가락이나 손목, 팔꿈치, 어깨, 허리에 가해지는 부하를 줄일 수 있어 관절 손상을 근본적으로 예방할 수 있으며, 장시간 시술에서 오는 피로감이 상대적으로 적다는 이점이 있다.

피술자 입장에서는 부드럽고 강한 압의 배합을 동시에 느낄 수 있어 근육이 무리 없이 이완되는 느낌을 받을 수 있으며, 여기에 열감까지 더해져 평온한 감정으로의 이입이 훨씬 쉬워진다.

혈액순환 증진

일반 마사지와 마찬가지로 근육을 수축, 이완하는 연속된 동작을 구사함으로써 혈액순환을 도와 체내 구석구석까지 영양 공급을 원활히 하고, 비정상적인 체온 분포를 골고루 유지해 줌으로써 몸에 활력을 주고 건강한 체질로 변화시킨다.

독소 배출

혈관과 림프관을 수축, 이완하여 체내의 독소와 노폐물을 빠르게 정화시켜 젖산으로 인해 발생되는 통증을 제거하고, 나아가 부종을 예방하며 면역력을 향상시키는 효과를 준다.

정신적 안정

강약이 배합된 압과 더불어 열찜 효과까지 주므로 심신의 안정과 조화에 큰 도움이 된다. 정신이 편해지면 육체도 이완된다. 따라서 평온하게 스며드는 따뜻한 느낌과 오묘한 근 수축은 기분을 좋게 하고 스트레스를 경감시키는 데 효과적이다.

내장 기능의 활성화

복압과 체지방에 눌려 경직되어 있던 내장기관에 열과 압을 혼합하여 자연스런 연동운동을 유도함으로써 소화를 촉진하고 정체되었던 내분비계의 기능을 향상시킨다. 압과 열을 골고루 가지고 있는 스톤을 이용한 마사지는 장기에 분포된 독소(toxin)를 제거하는 데 매우 효과적이다.

급성 · 만성 통증 감소

급성인 경우 쿨스톤(cool stone)을 이용한 마사지는 통증을 이완시킬 뿐만 아니라, 염증이 확산되지 않도록 혈관을 조여 주는 역할도 함으로써 응급 상황에 효과적이다. 반대로 만성통증 환자는 핫스톤(hot stone)을 통해 쇠약해진 부위에 영양을 공급하고, 젖산을 제거함으로써 통증 이완과 근 기능 회복에 매우 효과적이다.

관절의 가동 범위 확대

관절을 싸고 있는 활액낭(bursae)이 차가워지면 관절통을 호소하게 된다. 활액낭은 관절면에 붙어 있는 연골을 보호하기 위해 있지만, 과사용이나 염증으로 인해 부족해지거나 손상되는 경우가 많다. 스톤 마사지는 관절 주변의 근육을 이완시켜 관절의 가동범위를 확대하고, 빠져나간 활액을 다시 관절낭으로 모아 줌으로써 관절의 기능을 회복하는 데 매우 효과적이다.

땀 배출

스톤테라피는 열감을 이용한 마사지로 시술 중에 몸속의 노폐물이 배출되며, 체온을 조절하여 컨디션을 향상시키고, 피부 건조를 막는 역할도 하므로 미용학적으로도 효과적이다.

근육 이완

강약이 배합된 압을 근육의 모양에 따라 맞춤식으로 적용할 수 있고, 여기에 열찜까지 더하면 그 효과는 배가 되므로 가장 손쉽고 빠르게 근육통을 제거하는 효과가 있다.

7 ›› 에센셜 오일의 적용

　스톤테라피는 돌과 피부와의 마찰로 상처가 생기거나, 상처로 인해 박테리아에 감염될 수 있으므로 마사지 전용 오일을 사용한다. 이때 피술자의 증상에 부합한 아로마요법(aroma therapy)으로 시술하면 스톤테라피와 아로마요법을 동시에 수용하는 효과를 보게 된다.

　환자의 치료 조건에 따른 적합한 에센셜 오일(essential oil)을 선택하고, 이것이 스톤테라피에 적합한지 비교한 후 시술에 들어가는 것이 바람직하다.

　스톤테라피를 원하는 환자의 증후군은 그리 다양하지 않으므로 너무 다양한 종류의 에센셜 오일을 준비하는 것은 오히려 현실성이 떨어질 수 있다. 돌 자체에서 열감을 포함하고 있기 때문에 활력을 얻고자 하는 경우보다 릴렉스를 원하는 경우가 좀 더 많다는 점을 참고해야 한다. 그리고 오일은 공기에 노출되면 그때부터 산화되기 때문에 시술에 꼭 필요한 양만 따로 준비하는 것이 좋다. 따라서 많은 종류의 오일은 오히려 시술의 혼동과 차질을 일으킬 수도 있어 신중한 선택이 필요하다. 오일을 사용할 때는 돌이 너무 뜨겁지 않도록 하고 신체온도 정도에 맞춘다. 열감에 의해 근육이 이완되면서 독특한 향이 오히려 심신에 부조화를 일으킬 수 있기 때문이다.

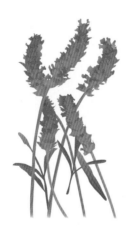

라벤더

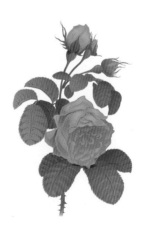

로즈

에센셜 오일로는 다음과 같은 종류를 들 수 있다.

- 라벤더(lavender) 흥분이나 피로감을 없애고 수면 촉진과 근육통, 호흡기 질환, 생리통에 효과가 있다.
- 로즈(rose) 정서 불안과 스트레스를 없애주고 생리주기와 호르몬 균형에 도움이 된다.
- 오렌지(orange) 우울한 기분을 해소하고 활력을 증진시킨다.
- 일랑일랑(ylang ylang) 마음을 편안하게 안정시키며 호르몬의 균형을 조절하고 혈압 강화 작용에 효과적이다.
- 페퍼민트(peppermint) 신체에 활력을 불러일으키며 박하향을 낸다.
- 캐모마일(chamomile) 불안함, 스트레스, 의기 소침, 짜증날 때 도움이 되며 신경통을 진정시킨다. 두통과 불면증을 이기는 데도 도움을 준다.
- 유칼립투스(eucalyptus) 정신을 맑게 하고 기운을 북돋아 주며 나른함을 없애 준다.

8 ›› 스톤 세척

시술이 끝나면 바로 세척에 들어가도록 한다. 돌에 묻은 오일과 피부에서 떨어져 나온 각질이 박테리아를 생성하기 때문에 방관할 사항이 아니다. 스톤을 세척하는 방법에도 다양한 예가 있을 수 있으나 바쁜 현장에서 완벽한 소독을 하기 위해서는 현실적인 방법을 선택하는 것이 좋다.

사용하고 난 돌들을 큰 통에 적당량의 물과 적당량의 락스(세제용 크로락스(Clorox))를 섞어 약 10분간 담가 놓는다. 그리고 솔을 이용해 흐르는 물에 씻어 햇빛이나 건조한 곳에 널어 말리면 완벽한 소독 과정을 마칠 수 있다.

9 >> 기본 테크닉

　스톤을 직접 이용하는 방법에도 시술 관점과 적용 부위에 따라 적합한 테크닉을 적용할 수 있다. 스톤을 잘 이용하면 다양한 종류의 마사지에 매우 효과적이라는 것을 알 수 있다. 일반적으로 수기요법은 전신의 힘을 이용해야 하는 만큼 에너지 소모를 요구한다. 이에 반해 스톤 마사지는 돌 자체의 무게와 강직성, 돌의 열감 때문에 맨손으로 적용하는 테크닉과는 다른 효과를 얻을 수 있다.
　테크닉의 개념과 특징을 살펴보면 다음과 같다.

에플러라지(effleurage)

- 마사지의 시작을 알릴 때 적용한다.
- 일정한 속도와 같은 압으로 적용한다.
- 수동적(passively)으로 근육을 스트레칭(stretching)할 때 적용한다.
- 가장 일반적으로 많이 사용된다.
- 부착된 근육(break adhesions)을 분리하기 전에 적용한다.
- 정맥과 림프 순환(venous and lymphatic return)을 직접 돕는다.

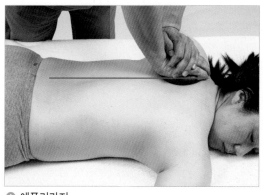

⬆ 에플러라지

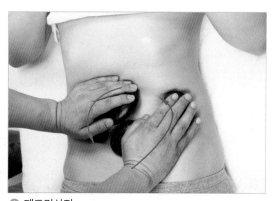

⬆ 페트리사지

페트리사지(petrissage)

- 강한 압으로 근육을 압박할 때 적용한다.
- 주무르고(kneading) 당기고(pulling) 돌리고(rolling) 쥐어짜고(squeezing) 밀고(pushing) 올리는(lifting) 테크닉을 포함한다.
- 신체에 활력을 불어넣고, 운동 후 젖산을 제거할 때 적용한다.

프릭션(friction)

- 지압과 같이 국소적인 압에 적용한다.
- 피부 밑(under the skin) 근막을 이완하는 데 적용한다.
- 부착(adhesions)된 근육을 분리(break)한다.
- 관절(joint)과 연결조직(connective tissue)에 적용한다.
- 좌우로 흔들며 압력을 가하면 통증을 마비시키는 효과가 있다.

바이브레이션(vibration)

- 신경조직(nervous system)을 진정시킨다.
- 장부의 연동운동을 돕는다.
- 장시간 바이브레이션은 통증을 마비시킨다.

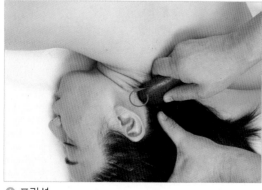

○ 프릭션

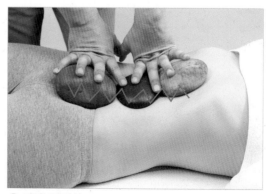

○ 바이브레이션

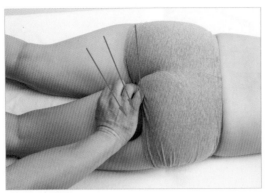

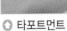 타포트먼트

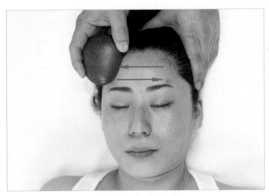 널브 스트로크

타포트먼트(tapotement)

• 두드리는 모든 종류의 테크닉으로 적용한다.

• 짧은 시간에 적용하면 근육에 활력을 불어넣는다.

• 긴 시간 적용하면 근육을 안정시킨다.

널브 스트로크(nerve stroke)

• 스톤으로 가볍게 피부 표면을 따라 쓸어준다.

• 속도와 압력에 변화를 주며 말초신경을 자극한다.

• 시술 시 압력으로 근육이 순간적으로 위축될 수 있어 강한 압을 적용 후 바로 이어서 안정시킨다.

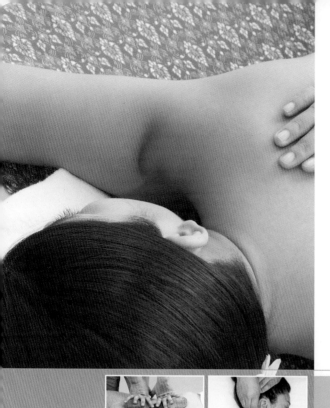

부위별 시술 테크닉

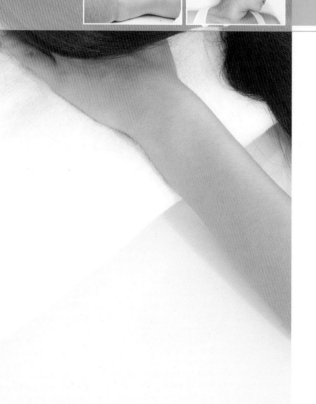

01 전두근 (frontalis)

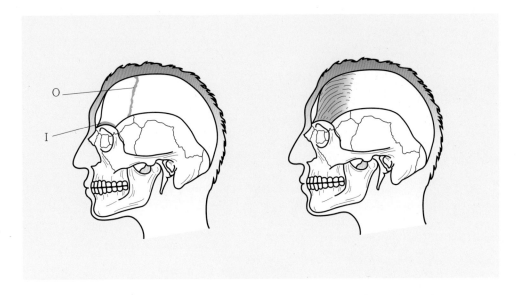

● 증 상

일반적으로 통증의 발현은 순환 장애로 인한 전두통을 들 수 있으며, 이로 인해 이마를 찌푸리는 만성적 습관을 보인다. 축농증, 고열, 소화 불량도 두통을 일으키는 원인이 되지만, 특히 스트레스와 직접적인 외상 그리고 목의 경직 등 이차적인 생성에 의해 주로 나타난다.

또 목 회전근인 흉쇄유돌근의 쇄골부 압통으로 인해 이차적으로 두통이 생기기도 하며, 종종 안면 윤곽 수술과 같은 후유증에 의해 전두근의 손상이나 마비가 일어나는 경우도 있다.

● 스톤테라피

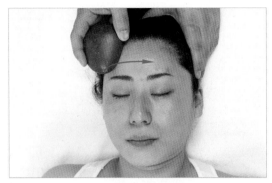 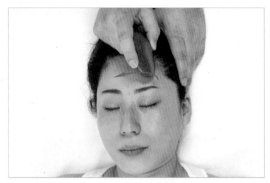

① 둥근 스톤을 이용하여 이마를 수평으로 가로지르며 근막을 이완한다. 스톤이 전두골에 강하게 마찰되지 않도록 시술자는 손목을 단단히 고정하고 스톤의 무게만으로 부드럽고 가벼운 압을 적용한다.

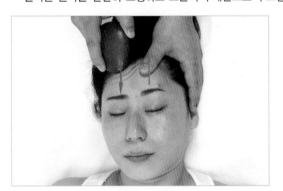 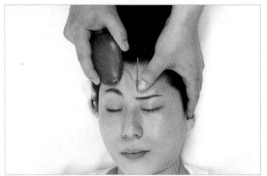

② 둥근 스톤을 이용하여 이마를 수직으로 가로지르며 근막을 이완하고, 동시에 반측의 엄지는 스톤의 진행 방향과 반대로 근막을 조이며 슬라이딩한다. 전두근에 강한 등척성 운동을 일으켜 마사지 효과를 높인다.

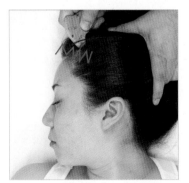 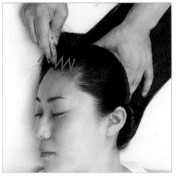 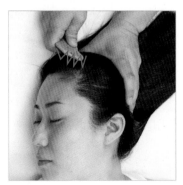

③ 모양이 납작하고 각이 있는 스톤을 이용하여 강약이 배합된 다이내믹한 압으로 머리카락이 있는 전두근 전체를 골고루 자극함으로써 두피 혈행을 돕고 근막을 이완한다.

02 후두근 (occipitalis)

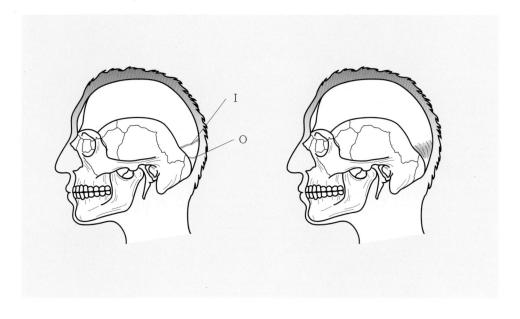

증 상

후두근은 두정부에서 전두근과 연결되는 모상건막을 긴장시켜 혈행을 방해함으로써 두정부에 탈모를 일으키는 주 원인으로 평가되고 있다.

후두근은 다른 근육군과 연계되어 스트레스를 유발시키며, 단시간에 급속도로 머리카락이 빠지는 후천적 탈모 현상이 나타나면 이 근육에 의해 발생하였다고 말할 수 있다.

후두근은 머리의 후연에서 머리와 목을 연결하는 위치로 자세 불량에 따른 일자목 또는 거북목과 같이 비정상적인 커브는 직접적인 스트레스를 주어 후두통과 안면, 목으로의 통증을 일으키는 원인이 된다. 더 나아가 이를 만성적으로 방치하면 시력이 떨어지고 안압이 높아져 녹내장으로 발전할 수도 있다.

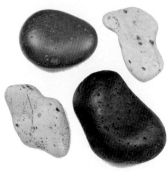

● 스톤테라피

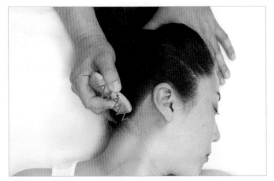 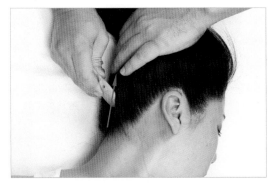

① 모양이 납작하고 각이 있는 스톤을 이용하여 강약이 배합된 다이내믹한 압으로 목덜미선에서 모상건막 방향으로 후두근 전체를 골고루 자극함으로써 두피 혈행을 돕고 근막을 이완한다.

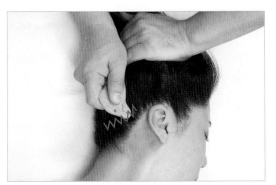 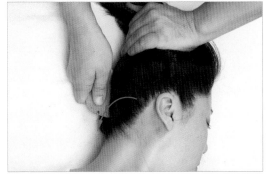

② 모양이 납작하고 각이 있는 스톤을 이용하여 강약이 배합된 다이내믹한 압으로 유양돌기에서 경추 중심부를 향해 후두근 전체를 골고루 자극함으로써 두피 혈행을 돕고 근막을 이완한다.

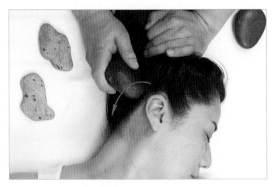 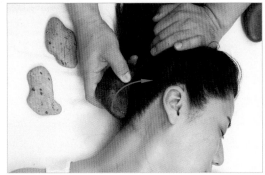

③ 모양이 불규칙하고 무거운 스톤을 이용하여 후두근 전체를 강약이 배합된 압으로 리드미컬하게 슬라이딩하여 두피 혈행을 돕고 근막을 이완한다.

03 측두근 (temporal)

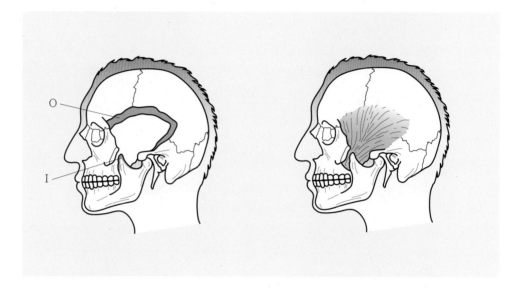

◉ 증 상

저작에 관여하는 근육군 중에서 측두근에 특히 운동 부하가 많이 걸리면 저작 시 또는 일상에서 두통과 같은 통증이 자주 생기며, 측두 근육이 발달하여 관자놀이가 있는 양쪽 이마 부위가 커지는 증상을 보인다. 통증 부위는 주로 측두 부위로 넓게 두통이 나타나며, 눈썹 부위와 눈 뒤쪽 그리고 윗니 일부나 전체에서 나타난다.

또한, 측두근이 위축되면 관자놀이 부분이 움푹 꺼져 보이고, 협골궁 부위가 위축되면 얼굴 측변이 다소 줄어 보일 수 있다. 이 근육은 저작 운동 기능 장애와 두통을 호소하는 경우 치료의 선행이 필요한 부위이다.

측두근이 있는 부위로 측두동맥이 지나가므로 불필요한 압이 가해지지 않도록 일상에서의 생활에 유의한다. 예를 들어 수면 시 단단한 베개 사용, 조이는 모자 착용 등은 일명 편두통을 일으키는 주범이 된다.

스톤테라피

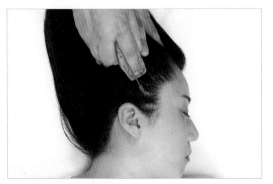 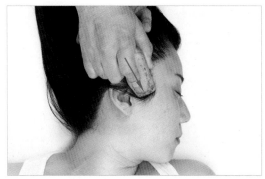

① 모양이 납작하고 각이 있는 스톤을 이용하여 협골궁의 측두와에서 하악골의 관상돌기 방향으로 슬라이딩한다. 측두근 전체에 골고루 적용하여 두피 혈행을 돕고 근막을 이완한다.

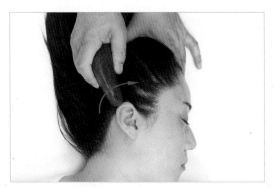 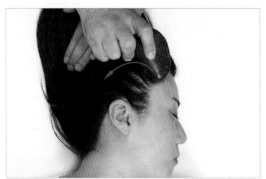

② 모양이 불규칙하고 무거운 스톤을 이용하여 측두근 전체를 강약이 배합된 압으로 리드미컬하게 슬라이딩하여 두피 혈행을 돕고 근막을 이완한다.

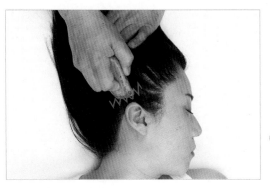

③ 모양이 납작하고 각이 있는 스톤을 이용하여 강약이 배합된 다이내믹한 압으로 측두와 전체에 걸쳐 골고루 자극함으로써 두피 혈행을 돕고 근막을 이완한다.

04 눈둘레근 (orbicularis oculi)

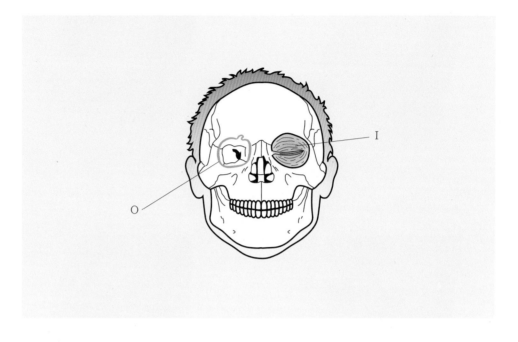

◉ 증 상

눈둘레근 주위로 혈액순환 장애와 신진대사의 불균형, 피부와 피하조직의 콜라겐 섬유(collagen elastic fiber)의 감소가 일어나면, 피부를 건조하게 만들어 이로 인해 피부 각질이 쌓이고 근육의 탄성이 저하되어 주름이 생성된다. 원인은 극심한 스트레스와 피로, 영양 부족에 있다.

또한, 눈둘레근을 감싸고 있는 피부와 피하조직에 경직이 발생되면 근 기능을 떨어뜨려 눈의 피로와 두통을 일으키는 증상이 나타난다.

대표적으로 안검하수의 경우 눈둘레근의 약화로 생긴 것이며 또, 일상에서의 스트레스는 눈둘레근을 경직시켜 눈물을 마르게 하여 녹내장 등과 같은 안와 질환을 일으키기도 한다.

◐ 스톤테라피

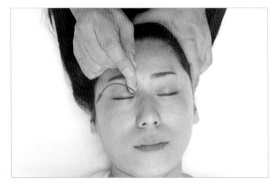 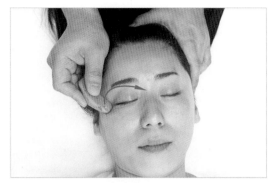

① 곡선이 있는 작은 스톤을 이용하여 안와 가장자리에서 외측으로, 그리고 다시 반대에서 피부에 밀착시켜 부드럽게 위 눈꺼풀막을 이완하며 슬라이딩한다. 안구가 다치지 않도록 유의하고, 피술자는 눈을 감는다.

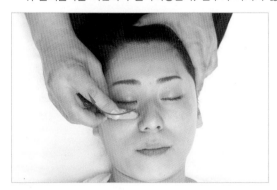 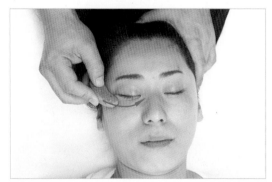

② 곡선이 있는 작은 스톤을 이용하여 안와 가장자리에서 외측으로, 그리고 다시 반대에서 피부에 밀착시켜 부드럽게 아래 눈꺼풀막을 이완하며 슬라이딩한다. 안구가 다치지 않도록 유의하고, 피술자는 눈을 감는다.

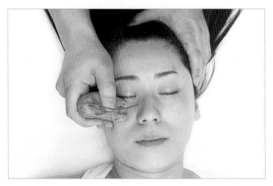 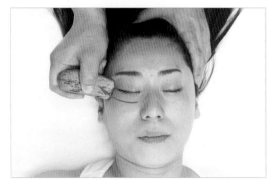

③ 납작한 스톤을 이용하여 안와 하연을 따라 외측에서 내측으로, 다시 반대에서 피부에 밀착시켜 부드럽게 협골궁 상연을 따라 광대근을 이완하며 슬라이딩한다. 눈둘레근으로 인해 긴장된 광대근의 기시부를 함께 마사지한다.

05 대광대근 (zygomaticus major)

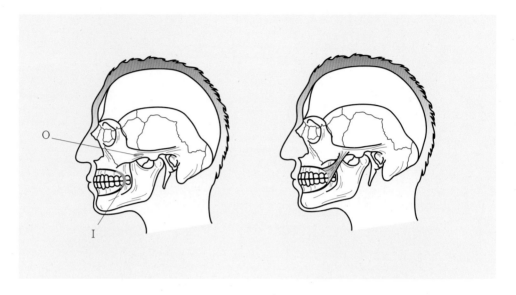

● 증 상

광대근은 다른 근육에 비해서 웃음으로도 근 기능이 좋아지지만, 반대로 탄성을 잃으면 노화로 빠르게 진행되는 특징을 가지고 있다. 특히 같은 안면근인 광경근(platysma)과 눈둘레근(orbicularis oculi)의 상호 조화와 길항에 따라 근력의 영향을 받는다.

주 증상은 근육 이상보다는 신경계가 원인인 경우가 많으며, 이로 인해서도 간혹 통증이 유발되기도 한다. 또한 과도한 스트레스나 구완와사, 파킨슨병, 중풍 등과 같은 질환에 의해서도 경직된다.

일명 볼을 구성하는 살이 점점 위축되면 미용상 보기 싫어 각종 인위적 성형 시술을 하게 된다. 따라서 평소 근육이 너무 위축되지 않도록 스트레스를 경감하고, 특히 세면할 때 촘촘히 안면을 마사지하여 근육톤에 활력을 주도록 한다.

스톤테라피

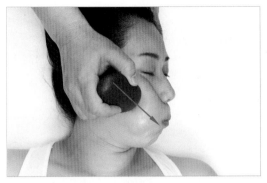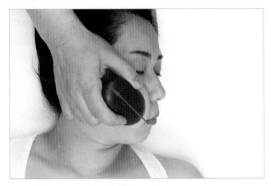

① 피술자는 공기를 모아 볼을 부풀리고 다시 제거한 상태에서 시술자는 길고 둥근 스톤을 이용하여 협골궁에서 입술의 외측으로, 다시 반대 방향에서 피부에 밀착시켜 부드럽게 대광대근(zygomaticus major)을 이완하며 슬라이딩한다.

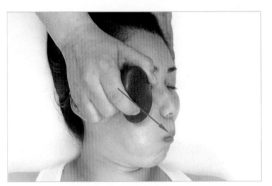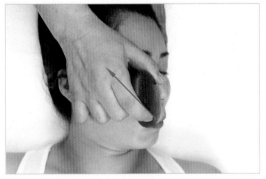

② 피술자는 공기를 모아 볼을 부풀리고 다시 제거한 상태에서 시술자는 길고 둥근 스톤을 이용하여 협골궁에서 상순의 중간으로, 다시 반대 방향에서 피부에 밀착시켜 부드럽게 소광대근(zygomaticus minor)을 이완하며 슬라이딩한다.

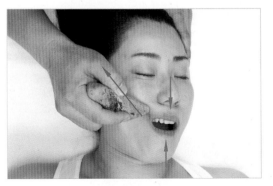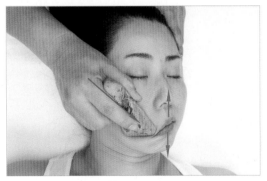

③ 피술자는 입을 벌린 상태에서 서서히 입을 다물고 동시에 시술자는 길고 납작한 스톤을 이용하여 입술의 외측에서 협골궁 방향으로 피부에 밀착하여 부드럽게 대광대근을 이완하며 슬라이딩한다. 반대로 같은 방법을 적용한다.

06 교근 (masseter)

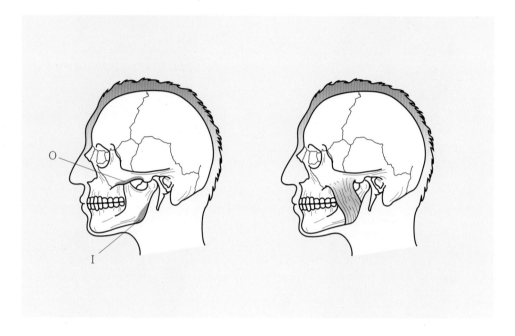

● 증 상

　교근에 의한 병적 질환으로는 입술을 다물 수 없게 근 경련을 일으키는 개구성 교근 경련과 교근의 크기가 양측으로 각각 달라 장애를 일으키는 양성 교근 비대증이 대표적이다. 교근의 긴장으로 양측에 비대칭이 형성되면 한쪽으로 턱관절이 비뚤어져 저작 시 두통이 일어나고 귓속 깊숙이에서 통증이 느껴진다.

　교근의 심층 압통점(trigger point)은 편측성 이명을 일으키기도 하지만, 난청은 나타나지 않으며, 귀 안쪽과 측두하악관절 부위로 관련통을 발생시킨다. 표층 압통점은 온도 변화에 민감하게 반응한다.

　압통점을 누르면 눈썹, 상악, 하악의 앞쪽, 측두하악관절, 상하 어금니로 통증이 방사된다.

● 스톤테라피

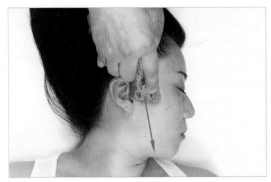 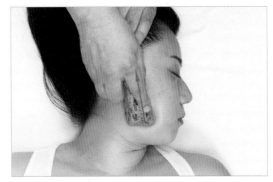

① 피술자는 고개를 측면으로 회전하고, 시술자는 길고 납작한 스톤을 이용하여 협골궁에서 하악골의 모서리 방향에서, 다시 반대로 하며 같은 방법으로 피부에 밀착시켜 부드럽게 이완하며 슬라이딩한다.

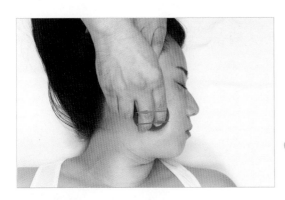

② 피술자는 고개를 측면으로 회전하고, 시술자는 길고 둥근 스톤을 이용하여 협골궁에서 하악골을 따라 촘촘히 좌우로 심부압을 적용하며 근막을 이완한다.

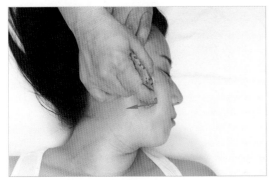 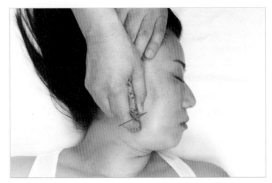

③ 피술자는 고개를 측면으로 회전하고, 시술자는 길고 납작한 스톤을 이용하여 협골궁에서 하악골을 따라 촘촘히 좌우로 심부압을 적용하며 근막을 이완한다.

07 익돌근 (pterygoid)

외측익돌근

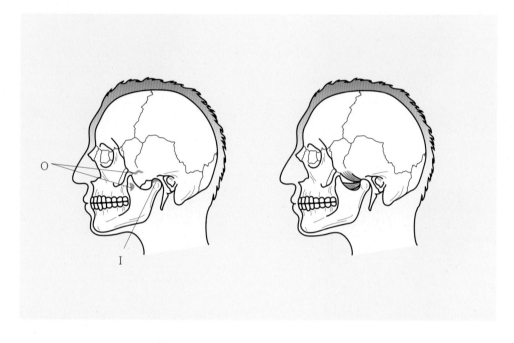

증 상

외측익돌근은 접형골의 날개돌기에서 하악골의 관절돌기로 연결된다. 턱을 후방, 하방, 외측으로 당겨 입을 최대한 벌리도록 하며, 한쪽만 작용할 때는 하악을 측방으로 움직이게 하고, 양측으로는 턱을 미끄러지게 한다.

외측익돌근은 두 개의 분지로 이루어져 있으며, 일반적으로 측두하악 관절 부위와 상악동에 통증이 매우 심하고 입을 벌리고 다물 때 제한이 온다. 외측익돌근의 작은 두 개 근육을 각각 구분해서 압통점을 구분해 내기는 매우 어렵다.

● 스톤테라피

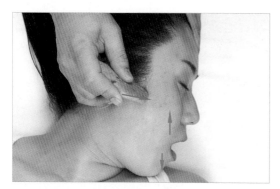 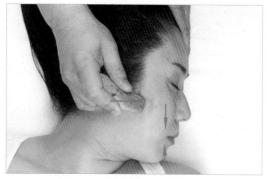

① 피술자는 고개를 측면으로 회전하고 시술자는 길고 뾰족한 스톤을 이용하여 악관절에 심부압을 적용하며 슬라이딩한다. 이때 피술자는 시술자의 요구에 따라 입을 벌린 상태 또는 다문 상태를 유지한다.

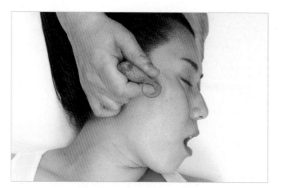 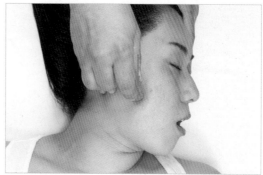

② 피술자는 고개를 측면으로 회전하고 입을 적당히 벌린다. 시술자는 길고 뾰족한 스톤을 이용하여 악관절에 강약이 배압된 압으로 서클을 그리며 압을 적용한다.

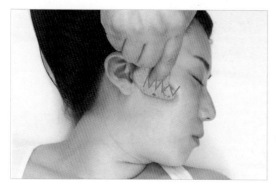

③ 피술자는 고개를 측면으로 회전하고 입을 가볍게 다문다. 시술자는 길고 납작한 스톤을 이용하여 악관절 부위에 강약이 배압된 압을 리듬감 있게 적용한다.

내측익돌근

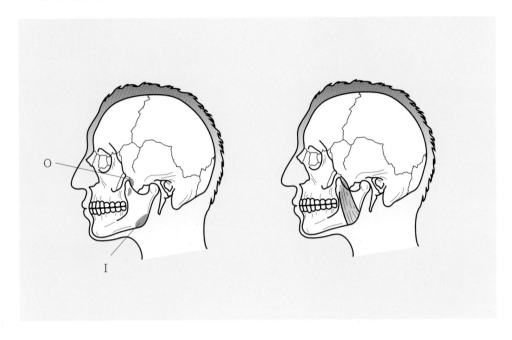

● 증 상

   내측익돌근은 접형골의 날개돌기에서 하악각 방향으로 연결되고, 심부에서 교근과 병행한다. 교근과 측두근의 협조로 턱을 당겨 올려 입을 닫는 기능을 한다.

   통증은 입 안과 인두부, 측두하악관절 아래와 내측 그리고 귓속으로 강하게 방사되며, 교근보다는 약하지만 입을 벌리는 데 제한이 온다.

   턱 근육을 구성하는 심부에 위치해 있어 통증이 발현되어도 이 근육에 원인을 두기가 쉽지 않아 치과를 찾는 경우가 많다.

   입을 최대한 벌리고 닫는 테스트를 통해 입을 벌리는 데 한계가 느껴지거나, 씹는 힘의 정도를 유심히 관찰하도록 한다.

● 스톤테라피

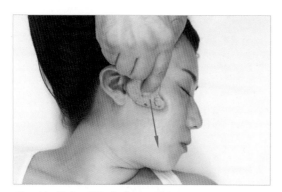 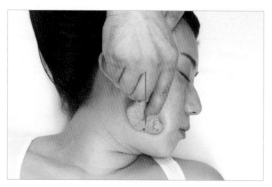

① 피술자는 고개를 측면으로 회전하고, 시술자는 길고 납작한 스톤을 이용하여 협골궁에서 하악골 모서리 방향으로 피부에 밀착시켜 심부압으로 슬라이딩한다. 내측익돌근은 교근 밑에 있으므로 마음속 상상으로 압을 조절하여 적용한다.

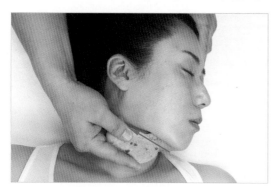 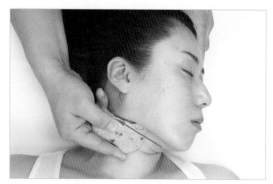

② 피술자는 고개를 측면으로 회전하고 시술자는 길고 모가 난 스톤을 이용하여 하악각의 내측을 심부압으로 밀착시켜 내측에서 외측으로 슬라이딩한다. 내측익돌근의 정지부를 마사지한다.

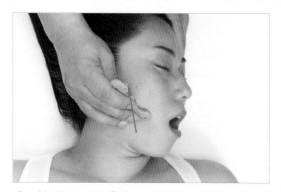 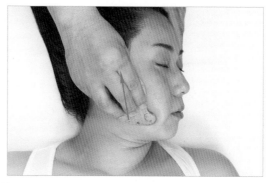

③ 피술자는 고개를 측면으로 회전하고 시술자는 길고 납작한 스톤을 이용하여 하악골 모서리에서 협골궁 방향으로 피부에 밀착시켜 심부압으로 슬라이딩한다. 이때 피술자는 시술자의 요구에 따라 입을 벌리고 다문 상태를 유지한다.

08 광경근 (platysma)

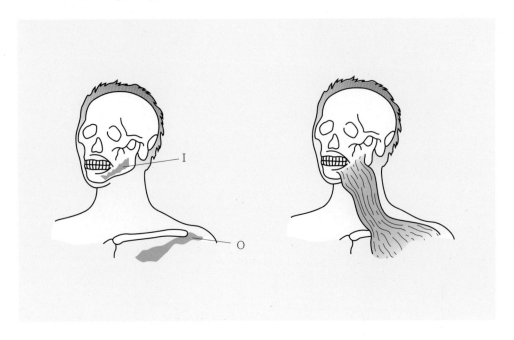

● 증 상

　광경근은 안면근육과 같이 표층근막에 부착되어 있어 목에 장애가 발생하면 안면근의 움직임에 영향을 주어 울고 웃고 화내고 즐거워하는 얼굴 동작에 관여하게 된다. 따라서 얼굴의 비대칭이 심화되면 광경근도 원인이 될 수 있다.

　광경근은 어깨 움직임의 영향을 받는데, 이는 대흉근과 삼각근의 근막과 연결되어 있고, 흉쇄유돌근과 승모근과도 연계되는 구조로 결국 견관절의 기능 이상은 얼굴 근육까지 경직을 일으킨다.

　이중턱과 목주름은 광경근 자체의 탄력이 떨어져 발생되며, 여기에 광경근을 고정하는 얼굴 근육과 교근, 흉쇄유돌근에 탄력이 저하되면 더욱 심해진다.

● 스톤테라피

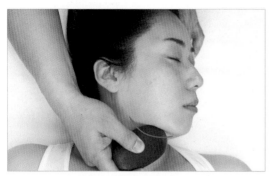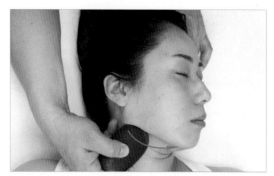

① 피술자는 고개를 측면으로 회전하고, 시술자는 길고 둥근 스톤을 이용하여 하악각의 내측 표면을 따라 내측에서 외측으로, 다시 반대로 하며 같은 방법으로 피부에 밀착시켜 부드럽게 이완하며 슬라이딩한다. 얼굴 아래 피하지방과 목의 피부 조직을 이완한다.

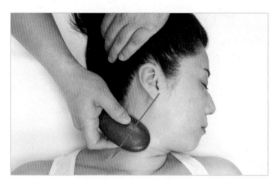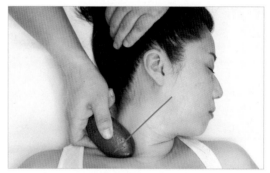

② 시술자는 길고 둥근 스톤으로 이용면을 넓게 활용하여 피부에 밀착시킨 후, 목의 측면을 따라 부드럽게 이완하며 슬라이딩한다. 목의 피부 조직을 이완한다.

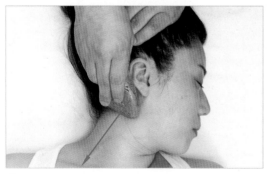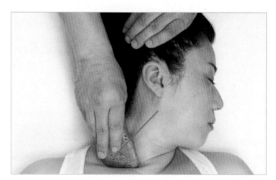

③ 시술자는 납작한 스톤으로 이용면을 넓게 활용하여 피부에 밀착시킨 후, 위에서 아래로 목의 측면을 따라 부드럽게 이완하며 슬라이딩한다.

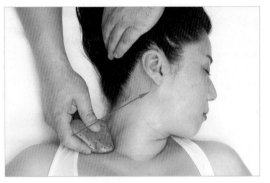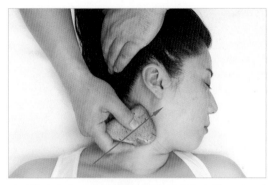

④ 시술자는 납작한 스톤으로 이용면을 넓게 활용하여 피부에 밀착시킨 후, 목의 측면을 따라 아래에서 위로 부드럽게 이완하며 슬라이딩한다.

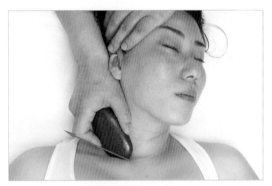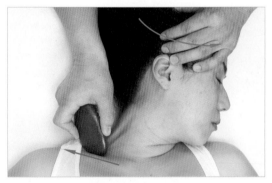

⑤ 시술자는 길고 둥근 스톤을 이용하여 피술자의 쇄골상연에 위치하고 심부압을 적용하며 내측에서 외측 방향으로 슬라이딩한다. 동시에 시술 속도에 맞추어 피술자의 머리를 반대 방향으로 서서히 돌려 광경근에 강한 장력을 발생시켜 마사지의 효과를 배가시킨다.

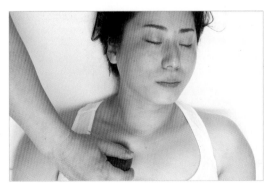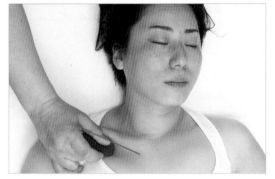

⑥ 시술자는 길고 둥근 스톤을 이용하여 피술자의 쇄골하연에 위치하고 심부압을 적용하며 내측에서 외측 방향으로 슬라이딩한다.

09 흉쇄유돌근 (sternocleidomastoid, SCM)

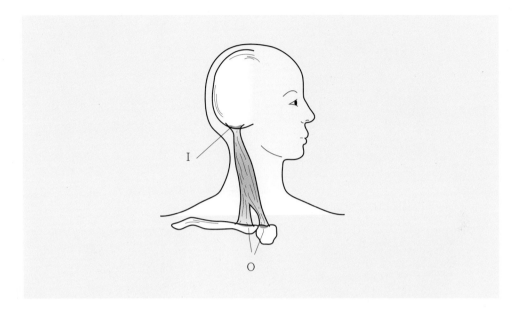

● 증 상

흉쇄유돌근이 긴장되면 총경동맥과 내경정맥을 압박하여 머리의 혈류 순환이 원활하게 이루어지지 않는 폐색(entrapment)을 발생시킨다. 이는 대사장애를 일으키고 세포를 괴사시키며 매우 심한 두통과 안면 통증 그리고 부종을 일으킨다.

흉쇄유돌근 옆을 지나는 경동맥은 머리로 산소를 공급하는 동맥으로 뒤에 있는 추골동맥과 연결되어 윌리스 서클을 형성하는데, 이는 뇌혈압에 직접적으로 영향을 주는 매우 중요한 역할을 담당한다.

또, 한측에서 근 길이의 단축이 일어나면 일명 사경(기운목)이 된다. 사경은 고개가 손상된 목 방향으로 돌아가 항상 머리가 옆으로 기울어져 고개를 들고 있는 형상을 나타내는 기형으로, 신체 전반에 걸쳐 불균형과 비대칭을 일으키는 원인이 된다.

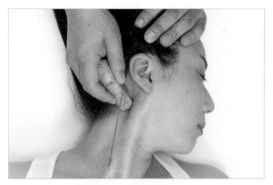
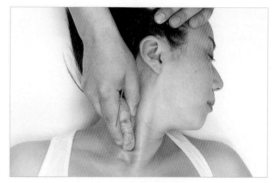

① 시술자는 길고 가는 스톤을 이용하여 유양돌기에서 흉골병의 전면부 방향으로 흉쇄유돌근의 흉골지 분지 외측을 따라 강하게 밀착하며 슬라이딩한다.

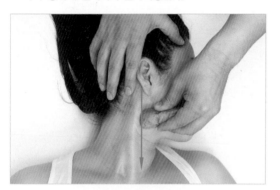
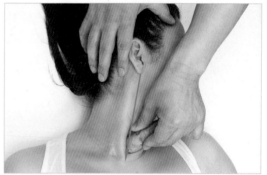

② 시술자는 길고 가는 스톤을 이용하여 유양돌기에서 흉골병의 전면부 방향으로 흉쇄유돌근의 흉골지 분지 내측을 따라 강하게 밀착하며 슬라이딩한다.

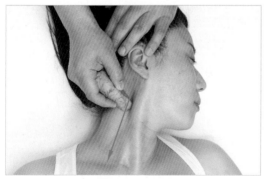
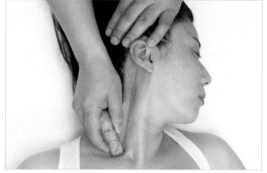

③ 시술자는 길고 가는 스톤을 이용하여 유양돌기에서 흉골병의 전면부 방향으로 흉쇄유돌근의 쇄골지 분지 외측을 따라 강하게 밀착하며 슬라이딩한다.

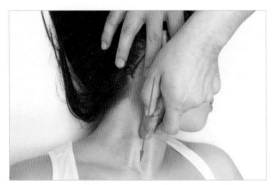 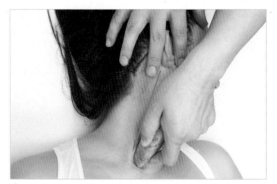

④ 시술자는 길고 가는 스톤을 이용하여 유양돌기에서 흉골병의 전면부 방향으로 흉쇄유돌근의 쇄골지 분지 내측을 따라 강하게 밀착하며 슬라이딩한다.

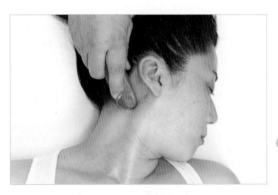

⑤ 시술자는 길고 납작한 작은 스톤을 이용하여 흉쇄유돌근의 정지부인 유양돌기 부위를 강약이 배합된 압으로 리드미컬하게 서클을 그리며 근막을 이완한다.

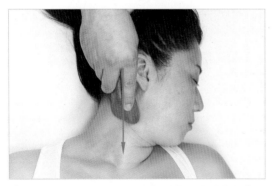 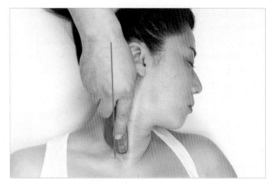

⑥ 시술자는 길고 납작한 스톤을 이용하여 이완된 흉쇄유돌근을 따라 슬라이딩하고, 다시 수축된 흉쇄유돌근을 따라 다시 한 번 부드럽게 슬라이딩한다.

10 사각근 (scalenus)

전사각근

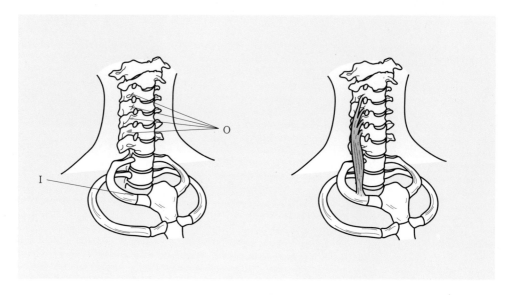

중사각근

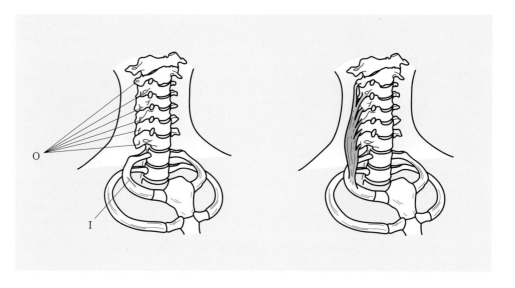

후사각근

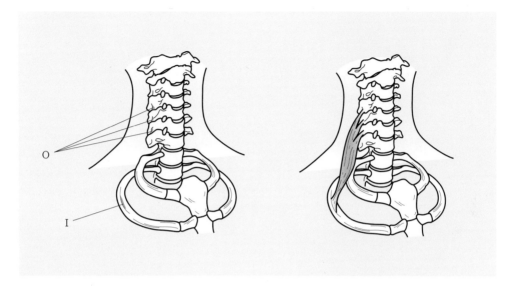

● 증 상

　사각근에 기능 이상이 발생하면 먼저 근막 통증을 느끼고 점점 신경과 혈관을 압박해 운동신경 장애를 일으키게 된다. 압통이 발생하는 빈도는 전·중·후사각근 그리고 최소사각근 순이며, 통증은 가슴과 유두 부위, 상지 전체와 등쪽 견갑골 상부의 내측연까지 방사된다. 이로 인해 심한 흉부통이 일어나면 협심증이나 유방암이 아닐까 오인하기도 한다.

　전사각근과 중사각근 사이는 세로로 골(vertical groove)이 형성되어 있고 상완신경총(brachial plexus)이 이곳을 지난다. 때문에 이 사이로 경직이 오면 신경총과 동맥 그리고 림프관을 압박하여 신경혈관 증상을 일으킨다. 일반적으로 팔저림, 손의 마비감, 팔의 무력감, 어깨에서 손가락으로 띠를 이루는 통증 등이 나타나며, 팔과 흉부에서 발생하는 모든 통증에 대해서 이 근육군을 주목한다.

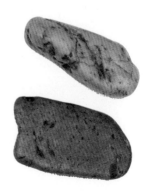

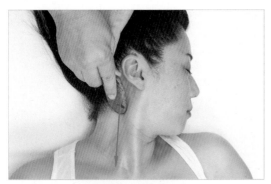 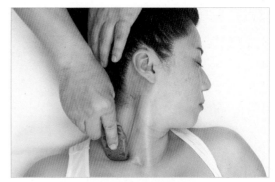

① 시술자는 길고 납작한 작은 스톤을 이용하여 경추부 횡돌기 중간에서 늑골 1번의 내측연, 쇄골의 내측 방향으로 심부압을 적용하며 슬라이딩한다. 전사각근의 근막을 이완한다.

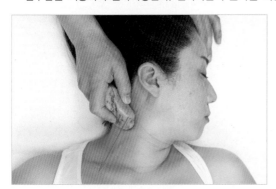 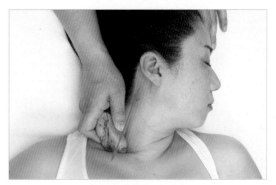

② 시술자는 길고 납작한 작은 스톤을 이용하여 경추부 횡돌기 중간에서 늑골 1번의 두측면, 쇄골의 중간 방향으로 심부압을 적용하며 슬라이딩한다. 중사각근의 근막을 이완한다.

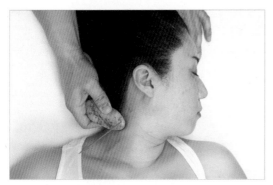 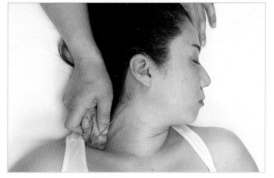

③ 시술자는 길고 납작한 작은 스톤을 이용하여 경추부 횡돌기 중간에서 늑골 2번의 외측연, 쇄골의 외측 방향으로 심부압을 적용하며 슬라이딩한다. 후사각근의 근막을 이완한다.

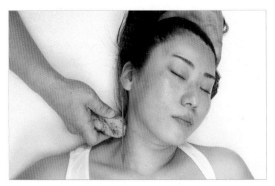 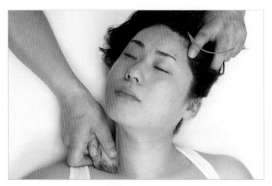

④ 시술자는 납작한 작은 스톤을 이용하여 경추부 횡돌기 중간에서 늑골 1번의 내측연, 쇄골의 내측 방향으로 심부압을 적용하며 슬라이딩한다. 이때 피술자의 고개를 동시에 환측으로 서서히 회전시킴으로써 전사각근의 근막을 이완시키며 마사지한다.

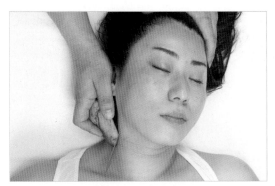 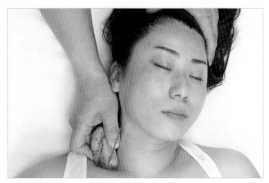

⑤ 시술자는 납작한 작은 스톤을 이용하여 경추부 횡돌기 중간에서 늑골 1번의 두측면, 쇄골의 중앙 방향으로 심부압을 적용하며 슬라이딩한다. 이때 피술자의 고개를 정면을 응시하게 하여 중사각근의 근막을 이완시키며 마사지한다.

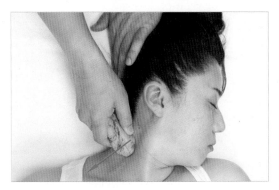 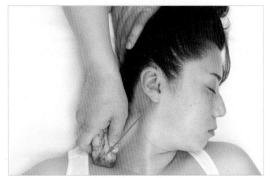

⑥ 시술자는 납작한 작은 스톤을 이용하여 경추부 횡돌기 중간에서 늑골 2번의 외측연, 쇄골의 외측 방향으로 심부압을 적용하며 슬라이딩한다. 피술자의 고개는 환측의 반대로 회전시킴으로써 후사각근의 근막을 이완시키며 마사지한다.

11 대후두직근 · 하두사근
(rectus capitis posterior major · obliqe capitis inferior)

대후두직근

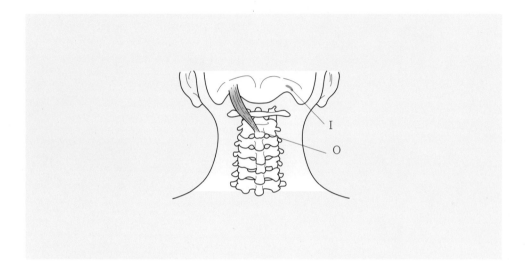

하두사근

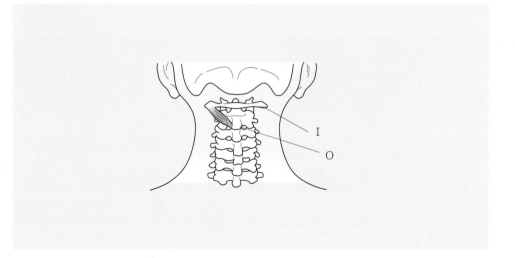

● 증 상

대후두직근과 하두사근은 매우 작지만 머리의 신전이나 측굴, 회전 시에 가장 먼저 반응하며 작용하고, 모든 목의 움직임에 관여한다. 특히 추골동맥이 지나는 길목에 이 근육이 위치해 있어 두개골과 경추부의 긴장은 혈액순환을 제한하고, 각종 두통 질환과 경부 통증을 일으키는 원인이 된다. 또 눈의 피로감과 어지럼증, 구토 증세 등을 보이기도 한다.

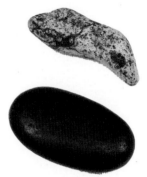

근육이 매우 작고 심부에 위치해 있으며, 척주에 연결되어 있어 일반적으로 마사지가 쉽지 않아 그냥 간과하고 지나쳐 버려, 근본적인 두통 질환과 경부 통증을 해결하지 못하는 경우가 있다.

접합부에 스톤의 위치를 잘 설정하여 고정시키고, 이어 고개를 서서히 움직임으로써 근건막을 미세하게 이완할 수 있다.

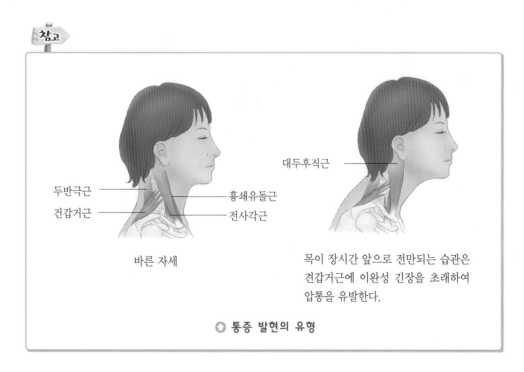

참고

두반극근
견갑거근
흉쇄유돌근
전사각근
대두후직근

바른 자세

목이 장시간 앞으로 전만되는 습관은 견갑거근에 이완성 긴장을 초래하여 압통을 유발한다.

● 통증 발현의 유형

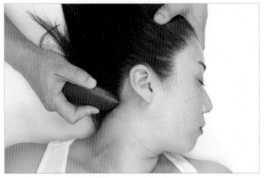 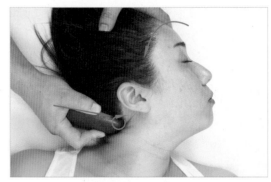

❶ 시술자는 길고 납작한 스톤을 경추 2번 횡돌기에 위치하고 강약이 배합된 압으로 서클을 그리며 후두와 목의 접합부의 근막을 이완한다. 피술자의 머리를 신전시켜 한 부위에 오래 압이 적용되어 추골동맥을 압박하지 않도록 한다.

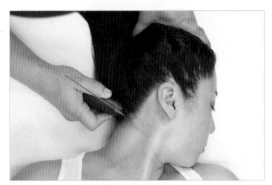 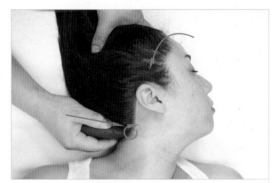

❷ 시술자는 길고 납작한 스톤을 경추 1번 후결절 부위에 위치하고 강약이 배합된 압과 함께 서클을 그리며 후두와 목의 접합부의 근막을 이완한다. 이때 피술자의 머리를 함께 신전시켜 압을 높인다. 소후두직근과 하두사근을 이완한다.

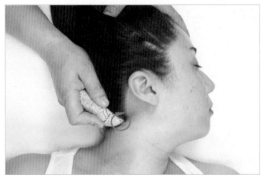 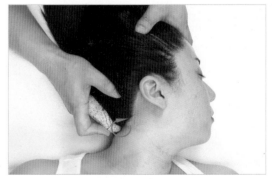

❸ 시술자는 길고 약간 구부러진 스톤을 목덜미선에 밀착한 후, 강약이 배합된 압과 함께 서클을 그리며 후두와 목의 접합부의 근막을 이완한다. 목의 외측에서 내측 방향으로 진행하며 적용한다.

12 판상근 (splenius)

두판상근

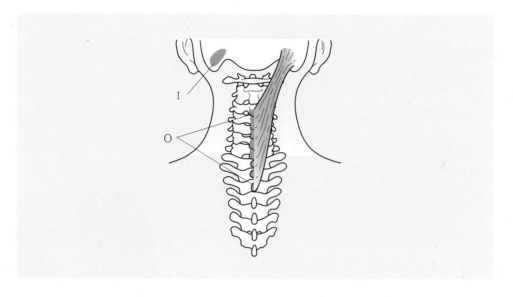

경판상근

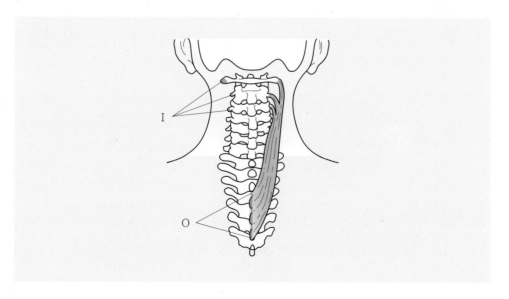

● 증 상

　판상근은 후두골과 경추의 하부 표면 사이에 있는 골격 위에서 두 분지가 만나 결합하여 빈 공간을 채운다. 목 뒷부분이 움푹 파인 것처럼 보이는 것은 목덜미인대가 근육의 끝부분을 당겨 양쪽이 부풀어 올라와 있기 때문이며, 이로 인해 전체적으로 부피감을 느낄 수 있다.

　판상근을 경직시키는 가장 큰 원인 중 하나로 선·후천적 흉추후만을 들 수 있다. 이는 상체가 굴곡되어 있어 이에 대한 길항 작용으로 고개를 언제나 들어 피로가 가중될 수밖에 없는 구조이다. 판상근의 목과 어깨에서 일어나는 통증은 견갑거근과 비슷하지만 정도에 있어서 약간 덜한 편이며, 동측으로 회전 시에는 견갑거근과 비슷한 회전 각도를 보이나 견갑거근의 압통을 이완했음에 도 별 변함이 없다면 판상근이 미처 풀리지 않은 상태라 할 수 있다.

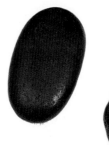
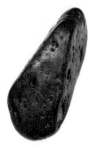

　증상으로는 환측으로 두정통이 발생되며, 안구 통증과 어깨 통증이 매우 심하게 나타난다. 목이 경직되어 회전에 장애를 주며 시야가 희미해지고 피로를 호소한다.

참고

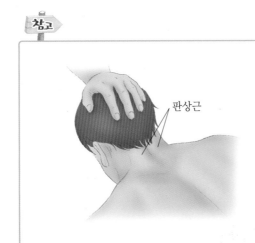

판상근

○ 판상근
후두골의 외후두융기부터 제7경추 극돌기에 이르는 정중면에 부착된 목덜미인대(nuchal ligament)로 인해 목을 신전하면 양측에서 판상근의 윤곽이 도드라지게 일어난다.

스톤테라피

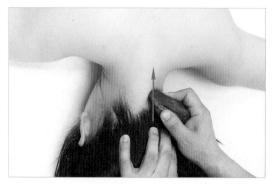 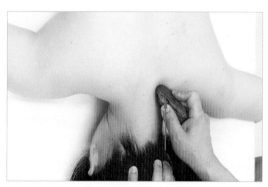

① 시술자는 무게 있는 길고 납작한 스톤을 이용하여 경추부 횡돌기 전체 측면을 강한 압으로 슬라이딩한다. 스톤이 극돌기에 부딪히지 않도록 유의하며 경판상근을 이완한다.

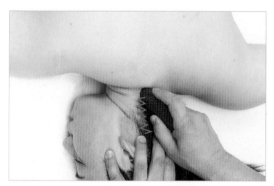 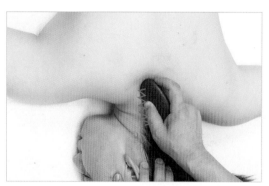

② 시술자는 길고 납작한 스톤을 이용하여 경추부 측면 전체와 흉추부 접합 부위에 강한 국소압을 좌우로 적용하며 근막을 촘촘히 이완한다.

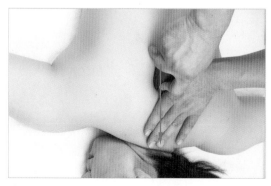 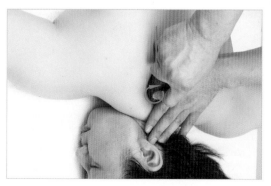

③ 시술자는 길고 납작한 스톤을 이용하여 척추 극돌기와 횡돌기 사이를 강하게 밀착하여 슬라이딩하고, 판상근을 몇 부위로 나누어 서클을 그리며 국소압을 적용한다.

01 복직근 (rectus abdominis)

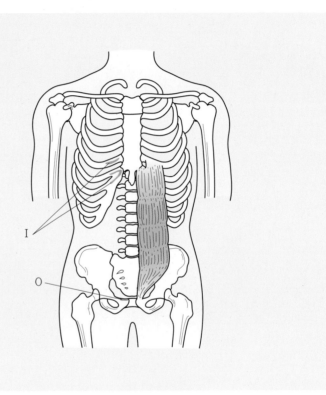

◉ 증 상

복직근에 이상이 발생하면 통증은 근육과 내장으로 다양하게 방사되지만, 압통점을 중심으로 일정한 통증을 보이는 것이 특징이다. 예를 들면 대개 복부 중앙을 중심으로 좌우 어느 한쪽으로만 나타나는 것이다. 그러나 내장에 문제가 있다면 증상 부위를 중심으로 양측으로 넓게 통증이 구분 없이 나타난다.

증상으로 호흡이 어렵고 만성피로를 호소하며, 요추는 전만되고 둥근 어깨가 형성

된다. 주로 복부 중앙에서 통증이 발현되고
날씨, 습도, 기온, 계절에 따라 통증의 정
도가 다르게 나타난다. 증상이 심해지면
허리와 견갑골 아래 양측으로까지 연관
통을 일으킨다. 생리 시에 통증이 특
히 심하며 복부 팽만, 속쓰림, 복통
그리고 설사와 변비, 소변 장애 증
세를 일으키기도 한다.

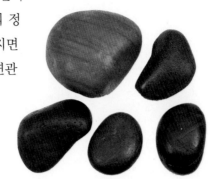

　복직근은 그 자체만의 근육통은 그
리 심한 편은 아니다. 활동을 하면 아프지 않지만 오히려 오래 앉아 있으면 허리가 불
편해진다. 팔다리를 곧게 펴고 누워 기지개를 하듯 상하로 몸을 늘리면 통증이 발생
하는 정도이다. 그러나 다른 증상으로 연관통을 일으키는 원인이 되므로 그것이 더
큰 문제가 된다.

참고

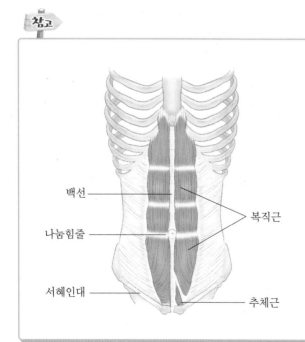

백선
나눔힘줄
서혜인대
복직근
추체근

○ 복직근의 구조
　복직근은 복부를 이루는 근육군
중 하나로, 뼈에 직접 연결되지 않
지만 상하로 길게 늘어져 있다. 배
꼽을 중심으로 백선에 의해 좌우
수직으로 나뉘고, 나눔힘줄에 의
해 세로로 4~5등분으로 나뉘어
총 10개의 분지 형태를 이룬다.

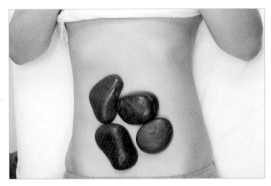 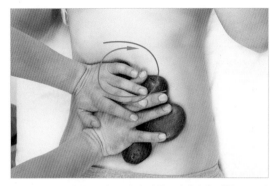

① 시술자는 모양과 무게가 다양한 스톤을 피술자의 복부에 올려놓고 수근 전체로 감싸 시계 방향, 시계반대 방향으로 회전하며 직하방으로 압을 적용한다. 여러 개의 스톤으로 음각이 형성되면서 근막을 이완하는 데 탁월한 효과를 얻는다.

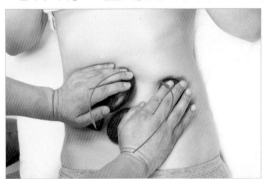 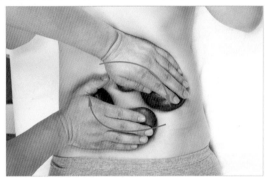

② 모양과 무게가 다양한 스톤을 피술자의 복부에 올려놓고 시계 방향, 시계반대 방향으로 회전하며 강약이 배합된 압으로 다이내믹하게 마사지한다. 스톤이 제 위치에서 벗어나지 않도록 하며, 스톤으로 복근이 이완되도록만 유도한다.

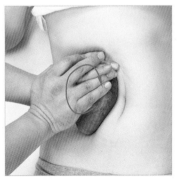 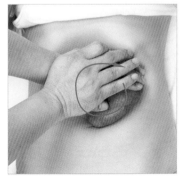 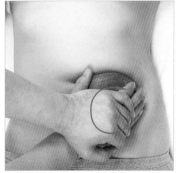

③ 시술자는 둥글고 납작한 큰 스톤을 피술자의 복부에 올려놓고 수근을 겹장하여 시계 방향, 시계반대 방향으로 회전하며 강약이 배합된 압으로 부드럽고 느린 속도로 마사지한다.

02 복횡근 (transversus abdominis)

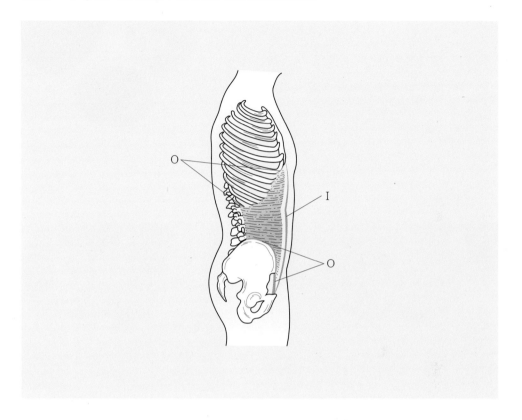

● 증 상

복횡근이 약화되면 내장의 무게를 견디지 못해 배가 앞으로 튀어 나오고, 중력의 영향을 받아 아래로 처지면서 대장과 소장을 압박하여 연동운동을 방해한다. 이는 소화물의 대사를 방해하고 장부의 운동력을 떨어뜨려 장막간에 지방이 쌓이는 원인이 된다.

복횡근은 복부 내에서 공간의 크기를 결정하기 때문에 불필요한 체지방이 늘수록 혈액과 림프순환을 방해해 내장질환을 일으키며, 직접적인 압박으로 직장이나 방광을 수축시켜 변비와 빈뇨 현상을 발생시킨다.

주 증상으로는 음식을 먹어도 포만감이 쉽게 오지 않으며 설사나 변비, 빈뇨를 호소하고 항문, 요도의 괄약근이 약해진다. 조금만 움직여도 호흡이 가쁜 장애를 느끼며 내장 기능의 저하와 소화불량을 호소한다. 또 손발이 차고 복부에 냉증을 호소하며 허리 통증이 나타난다.

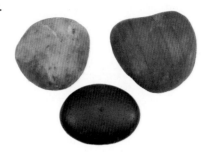

● 스톤테라피

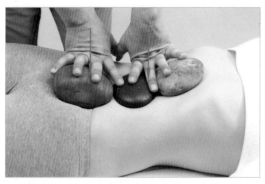 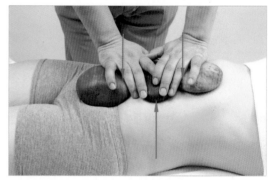

① 시술자는 무게가 있는 다양한 모양의 스톤을 피술자의 복부에 올려놓고 수근을 이용하여 직하방으로 압력을 가하며 동시에 피술자는 호흡을 통해 이 압력에 저항하며 복횡근을 이완한다.

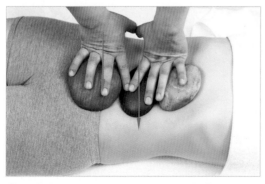 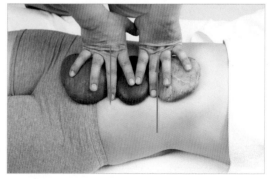

② 시술자는 복부에 다양한 무게의 스톤을 올려놓고, 피술자는 복부를 최대한 수축함으로써 복횡근에 장력을 발생시킨다. 이어 반대로 복압을 높여 저항함으로써 복횡근을 이완시킨다.

03 복사근 (abdominal oblique)

외복사근

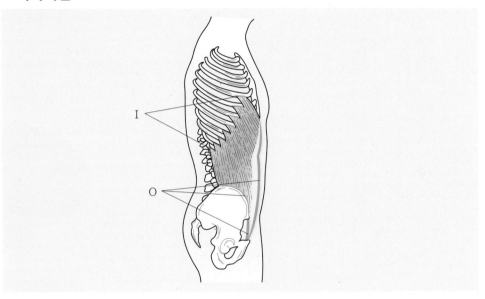

내복사근

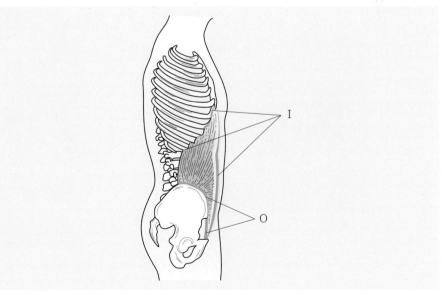

● 증 상

　내복사근은 골반을 끌어올려 거상하므로 단축이 일어나면 환측의 다리가 짧아지는 경향을 보이고, 외복사근은 흉곽을 끌어내려 환측의 어깨가 돌아가고 밑으로 처지게 만든다. 증상으로는 몸통을 굴곡하기가 불편하며 복부 전반에 걸쳐 통증이 나타나고, 안정 시에도 호흡이 불편하면서 속쓰림 현상과 복부에 가스가 많이 차는 증상을 보인다. 또한 빈뇨와 소변 장애 증상, 서혜부 통증을 호소하며 전체적으로 꾸부정한 체형으로 변화된다.

　내·외복사근은 단독으로 작용하기보다는 주변 근육인 광배근, 최장근, 장늑근 등과 함께 영향을 받아 움직인다. 내부 장기를 보호하고 횡격막을 밀어내어 호흡을 도우며, 복압을 조절하여 배변이나 배뇨, 구토, 분만 시 근력을 발생시키는 중요한 역할을 담당한다.

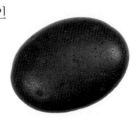

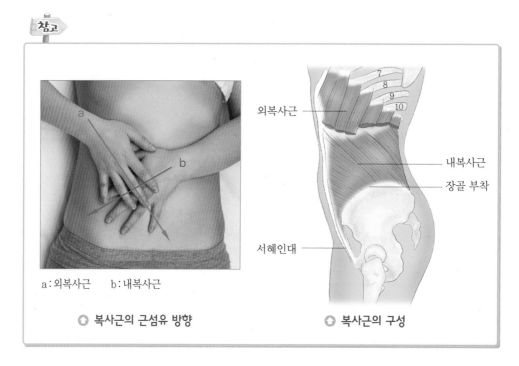

a : 외복사근　　b : 내복사근

◇ 복사근의 근섬유 방향

외복사근
내복사근
장골 부착
서혜인대

◇ 복사근의 구성

🌀 스톤테라피

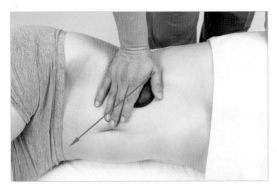 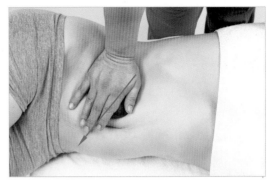

① 피술자는 고관절을 굴곡하고 측면으로 눕는다. 시술자는 모양이 크고 둥근 스톤을 이용하여 늑골의 측면에서 복부를 대각선으로 가로질러 장골능의 전면부와 치골 사이로 강한 압으로 슬라이딩하여 외복사근을 이완한다.

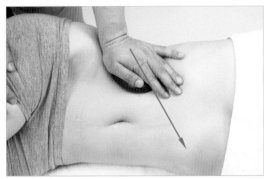 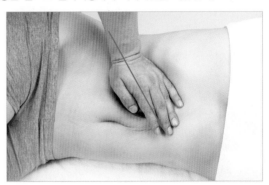

② 피술자는 고관절을 굴곡하고 측면으로 눕는다. 시술자는 모양이 크고 둥근 스톤을 이용하여 장골능의 전외측에서 백선과 늑골의 측면으로 복부를 대각선으로 가로질러 강한 압으로 슬라이딩하여 내복사근을 이완한다.

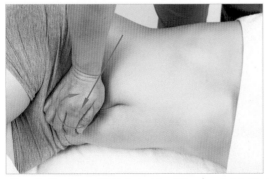 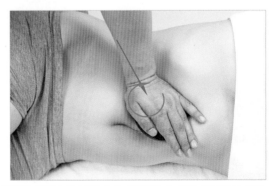

③ 시술자는 복부 외측부에서 치골 방향으로, 다시 늑골의 전외측 방향으로 강하게 슬라이딩하며, 각각 정점에서 강약이 배합된 압으로 서클을 그리며 상·하 복부를 이완한다.

04 요방형근 (quadratus lumborum)

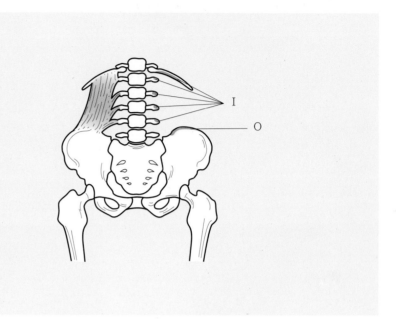

● 증 상

　요방형근은 상체와 하체에서 일어나는 충격을 요추에서 안정시키고, 측굴을 제동하는 매우 중요한 기능을 수행한다. 기립 또는 보행과 운동 시 몸의 균형을 유지해 주므로 직립 활동을 하는 인간에게는 매우 중요하다. 하지만 일반적으로 요통을 일으키는 주범이 될 수밖에 없는 구조를 갖고 있다.

　증상으로는 안정 시에도 지속적으로 심한 심부통이 발현되며, 아픈 허리에 손을 대고 움직이는 습관이 생기고, 자세와 움직임의 변형에 상관없이 허리 통증이 나타난다. 오히려 보행 시 통증이 감소되는 느낌이 들고, 야간에는 통증이 심해져 수면장애를 일으키며, 천골 부위와 엉덩이 부위에 집중적으로 통증이 방사되는 특징을 나타낸다.

◉ 스톤테라피

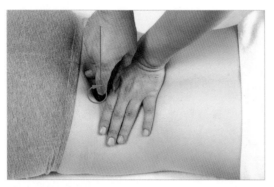 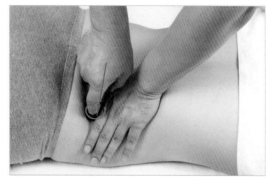

① 피술자는 얼굴을 지면으로 향하고 눕는다. 시술자는 모양이 길고 둥근 스톤을 이용하여 장골능의 후연을 따라 직하방으로 압을 적용하며 내측에서 외측으로 촘촘하게 서클을 그리며 요방형근의 기시부를 이완한다.

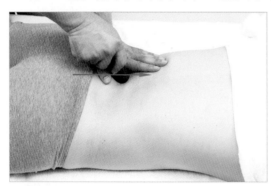 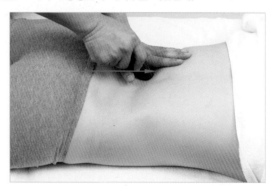

② 시술자는 모양이 길고 둥근 스톤을 이용하여 장골능의 후연에서 요추 횡돌기를 따라 늑골 방향으로 강한 압을 적용하며 세밀하게 슬라이딩한다.

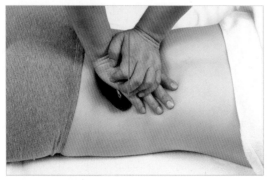 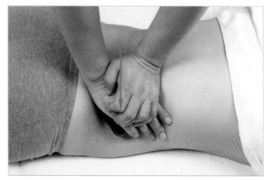

③ 시술자는 모양이 크고 납작한 둥근 스톤을 이용하여 척추의 내측에서 외측으로 무겁고 강한 압으로 슬라이딩하며 요방형근 전체를 동시에 이완한다.

05 척추기립근 (erector spinae)

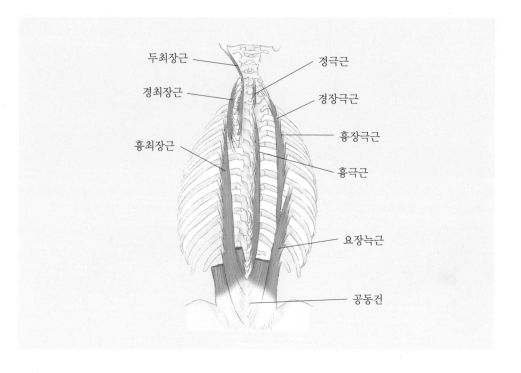

두최장근
경극근
경최장근
경장극근
흉최장근
흉장극근
흉극근
요장늑근
공동건

● 증 상

척추기립근군은 척추와 흉곽을 바로 세워 자세 균형을 유지하는 기능을 한다. 척추의 중력과 전후좌우 움직임에 따라 달라지는 동작을 즉각 수용하여 대항함으로써 인간의 직립이 가능하다. 척추기립근군의 근육 중 일부라도 기능을 상실하면 몸통이나 팔의 움직임에 제한이 오고, 심하면 몸을 움직일 수 없는 마비 현상이 일어난다.

주로 등배로 통증이 다발적으로 유발되며, 엉덩이와 복부까지 통증이 방사되기도 한다. 기본적으로 척추 운동을 제한하고 처음에는 통증이 척추의 일측으로 온다.

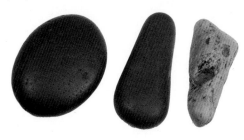

🌑 스톤테라피

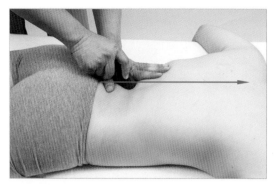 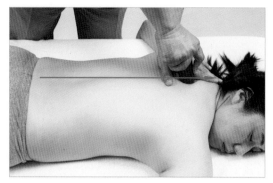

① 시술자는 모양이 길고 둥근 스톤을 이용하여 척추의 극돌기와 횡돌기 사이를 강한 압으로 슬라이딩한다. 이때 스톤이 위치를 벗어나 극돌기에 부딪치지 않도록 반측의 손으로 스톤을 감싸며 진행한다.

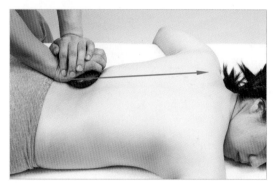 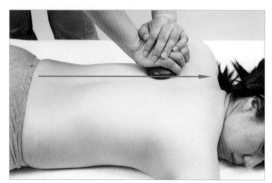

② 시술자는 모양이 납작하고 둥근 스톤을 이용하여 척추의 횡돌기 외측과 흉곽의 중앙 사이를 강한 압으로 슬라이딩한다.

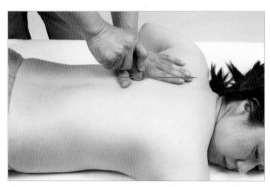 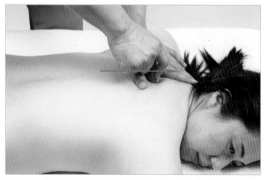

③ 시술자는 모양이 길고 작은 스톤을 이용하여 척추 극돌기와 횡돌기 사이를 강약이 배합된 압으로 리드미컬하게 슬라이딩하며 회전근, 다열근, 반극근, 극근을 세밀하게 이완한다.

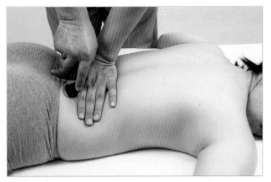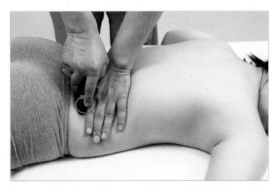

④ 시술자는 모양이 길고 둥근 스톤을 이용하여 장골의 후면을 따라 내측에서 외측으로 서클을 그리며 최장근과 장늑근의 기시부를 이완한다.

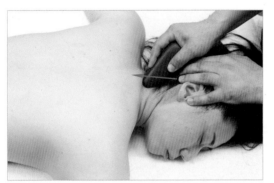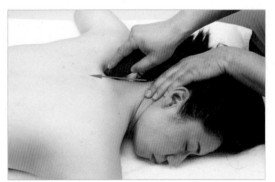

⑤ 시술자는 모양이 길고 둥근 스톤을 이용하여 경추에 분포되어 있는 척추기립근을 세밀한 압을 적용하며 근막을 서서히 이완한다.

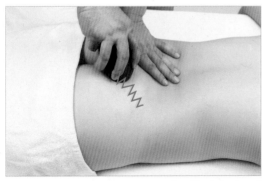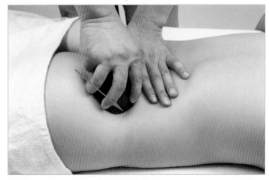

⑥ 시술자는 모양이 길고 둥근 스톤을 이용하여 장골 후면 척추기립근의 기시부를 좌우 가로(transverse)로 밀착하여 압을 적용하고, 특히 천장관절을 따라 세심하고 강한 압으로 슬라이딩하며 근막을 이완한다.

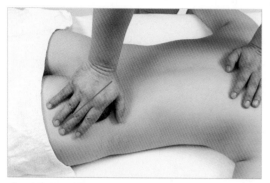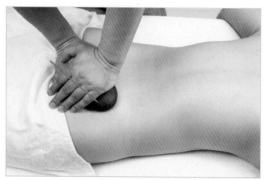

⑦ 시술자는 모양이 납작하고 둥근 스톤을 이용하여 척추에서 장골과 천추 후연 방향 그리고 흉곽 외측 방향으로 강한 압을 적용하며 슬라이딩한다.

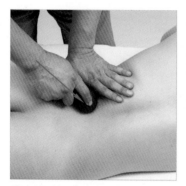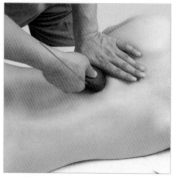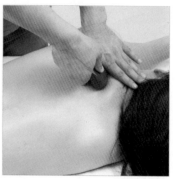

⑧ 피술자는 측와위로 누워 척추기립근의 측면을 오픈한다. 시술자는 모양이 길고 둥근 스톤을 이용하여 척추의 측면을 따라 장골에서 경추부 방향을 대각선으로 압을 주며 슬라이딩한다.

06 늑간근 (intercostal)

내측늑간근

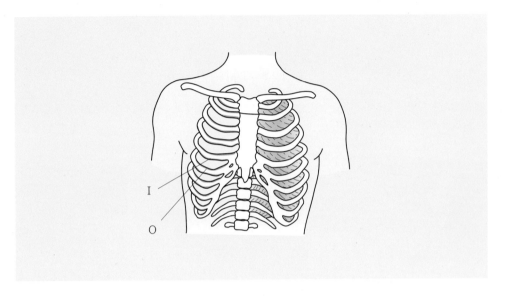

외측늑간근

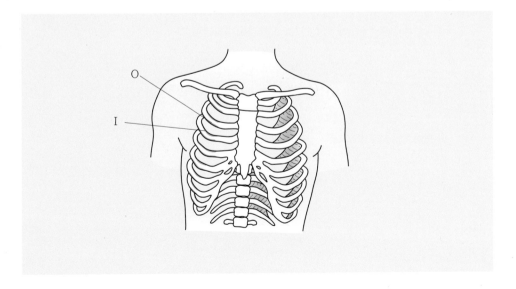

● 증 상

 늑간근은 호흡계 질환과 외상에 의해 주로 문제가 유발되며, 만성적인 불안정한 자세로 인해 흉곽이 비정상적으로 축소된 체형에서 통증을 발생시킨다.
압통은 중부 흉곽의 전외측(제4~5번 늑골 사이)에서 국소적으로 발현되고, 하부흉곽의 전외측(제7~8번 늑골 사이)에서도 국소적인 압통이 발현된다.

 늑간근은 늑골과 늑골을 서로 연결하며, 내측과 외측 두 층으로 구분되고, 외측늑간근과 내측늑간근은 서로 직각의 형태로 배열되어 있다. 손가락을 늑간 사이로 밀어 넣으면 호흡할 때마다 늑간근에 의한 저항을 느낄 수 있다. 이때 흡기 운동 시에는 외측근에 의해 작용되고, 반대로 호기 운동 시에는 내측근이 움직인다.

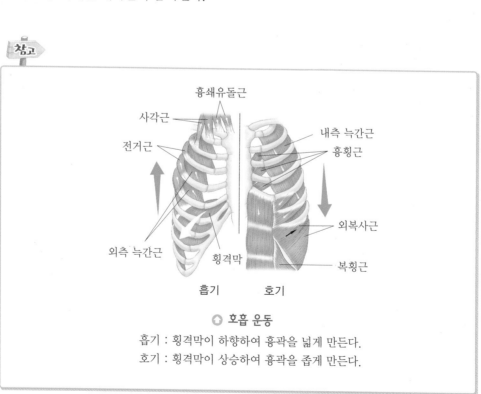

참고

◎ 호흡 운동
흡기 : 횡격막이 하향하여 흉곽을 넓게 만든다.
호기 : 횡격막이 상승하여 흉곽을 좁게 만든다.

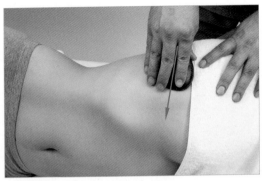
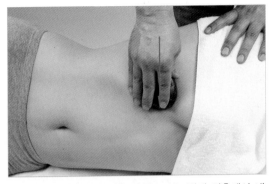

① 피술자는 측와위로 눕는다. 시술자는 모양이 둥글고 납작한 스톤을 이용하여 늑간을 감싸고, 부드럽게 외측에서 내측 흉골 방향으로 슬라이딩하며 근막을 이완한다.

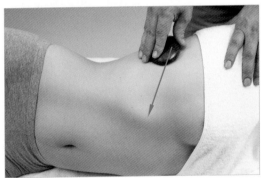
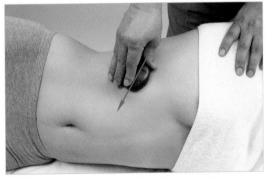

② 시술자는 모양이 둥글고 납작한 스톤을 이용하여 늑간을 감싸고, 부드럽게 외측에서 내측 늑골하연 방향으로 슬라이딩하며 근막을 이완한다.

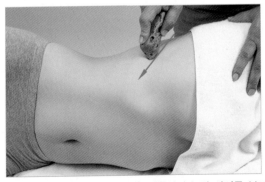
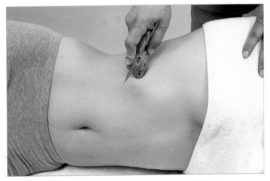

③ 시술자는 모양이 긴 스톤을 이용하여 늑간 사이를 부드럽게 파고들며 늑골의 내외측을 섬세하게 이완한다.

07 상후거근 (serratus posterior superior)

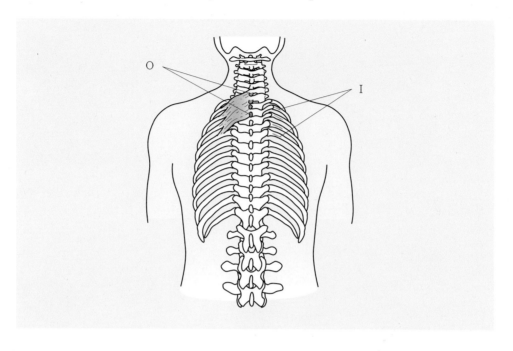

◉ 증 상

상후거근은 같은 호흡 보조근인 전거근과 신체의 앞뒤에서 조화를 통해 호기와 흡기를 돕는다. 그러므로 전거근이 너무 이완되면 하부늑골이 거상되고 횡격막은 아래로 떨어져 호흡이 불규칙해지는 증상을 일으킨다.

통증은 주로 견갑골 상부와 삼각근의 뒷면에서 나타나고, 상완의 뒷면, 전완의 척골면을 따라 새끼손가락까지 확산되기도 하며 특히 팔에서는 척골측에 집중되는 특징을 보인다.

주 증상은 흉부로 심부통이 발현되며, 마치 뼛속 깊숙이 심장을 관통하는 듯한 느낌이 든다. 안정 시에도 통증이 멈추지 않고, 팔을 앞으로 내밀어 물건을 드는 동작과 같이 견갑골을 인위적으로 벌리면 더 심해진다.

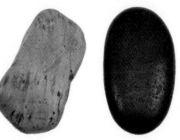

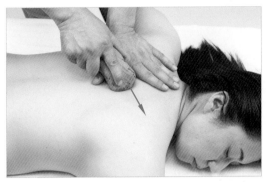 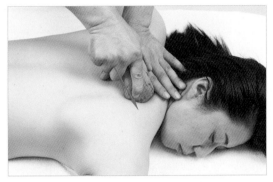

① 시술자는 모양이 길고 납작한 스톤을 이용하여 척추의 극돌기에서 견갑골 상부 내측 방향을 강한 압으로 슬라이딩한다. 근섬유의 반대 방향으로 압을 적용함으로써 이완 효과를 배가시킨다.

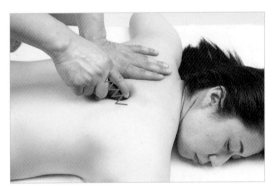 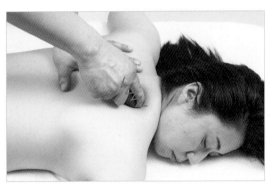

② 시술자는 모양이 길고 둥근 스톤을 이용하여 척추와 견갑골 사이를 촘촘하게 강약이 배합된 리드미컬한 압을 적용하며 근막을 이완한다.

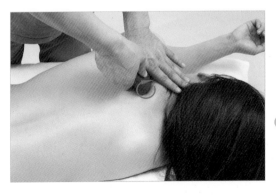

③ 피술자는 측와위로 눕고 환측의 상후거근을 이완시킨다. 시술자는 늑간과 척추 횡돌기 부위의 근건접합부에 국소압을 적용하고, 강약이 배합된 압으로 서클을 그리며 촘촘하게 근막을 이완한다.

08 하후거근 (serratus posterior inferior)

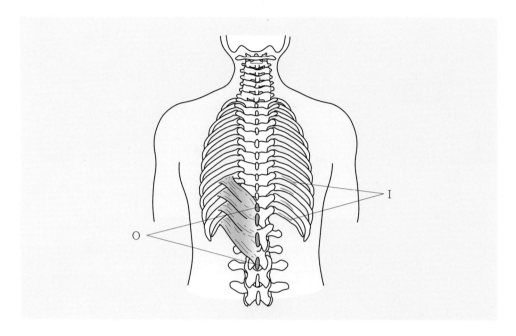

● 증 상

하후거근은 요통의 원인이 되는 근육들을 모두 치료했음에도 불구하고 미세한 통증이 끈질기게 발현되어, 환자는 이 근육에 문제가 있는지 없는지를 잘 알지 못한다. 한 예로, 허리의 움직임이나 기침으로 하후거근에 강한 수축을 가해도 심하게 통증이 나타나지 않는다. 증상으로 보면 늑골에서 쑤시는 듯한 불편감이 느껴지고, 아침에 일어날 때 쑤시는 통증이 나타나지만 활동하면 점점 통증이 감소된다.

하후거근은 호기 시 요방형근, 복사근, 복횡근 등과 협력하지만, 역시 이들 근육 중 어느 한곳에 문제가 발생되어도 허리에 연관통을 발생시키므로 세심한 진단이 필요하다. 주로 몸통을 굴곡시킨 상태에서 과도한 회전을 주는 동작과 만성적인 기침이나 횡격막 경련이 손상의 직접적인 원인이 된다.

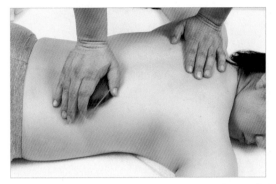 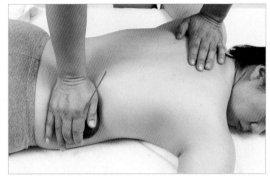

① 시술자는 모양이 둥글고 납작한 스톤을 이용하여 흉추 극돌기에서 늑골하연을 부드러운 압으로 슬라이딩한다. 근 섬유의 반대 방향으로 압을 적용함으로써 이완 효과를 배가시킨다.

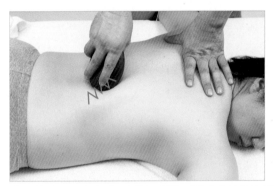 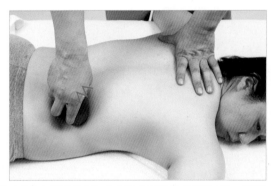

② 시술자는 모양이 길고 둥근 스톤을 이용하여 흉추의 극돌기에서 늑골하연으로 촘촘하게 강약이 배합된 리드미컬한 압을 적용하며 근막을 이완한다. 11번과 12번 늑골에 너무 강한 압이 적용되지 않도록 유의한다.

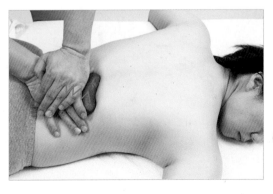

③ 시술자는 모양이 다면체인 스톤을 이용하여 강약이 배합된 리드미컬한 압으로 하후거근 전체를 감싸며 근막을 이완한다.

09 승모근 (trapezius)

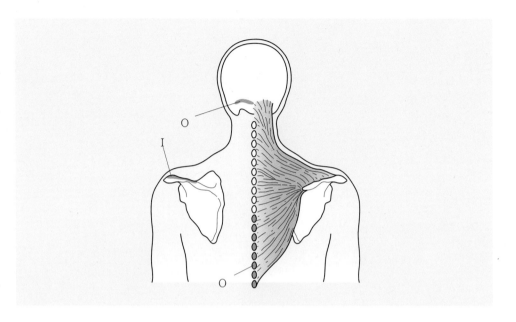

◉ 증 상

승모근은 몸의 중심을 잡아주는 근육이다. 일측으로 과도한 긴장이나 상해가 발생하면 척추가 휘고 다른 근육도 변형되어 기형적인 체형이 되어 질병을 일으킨다.

쇄골의 균형이 비대칭으로 나타나면 가장 큰 원인으로 승모근을 꼽는다. 승목근이 긴장하면 두개골 하연에 위치한 근육들을 당기고, 추골동맥을 눌러 뇌에 산소 공급을 방해해 두통을 일으키며, 심장 질환과 같은 흉통이나 안면 통증, 목에 림프 부종을 유발시킬 수도 있다.

일반적으로 가만히 있어도 어깨가 만성적인 피로와 통증을 느끼고, 정신이 아찔한 느낌과 어지럼증이 나타나며, 경추와 흉추가 만나는 부위 외측으로 타는 듯한 통증이 발현되며, 안면신경통까지 일으킬 수 있다.

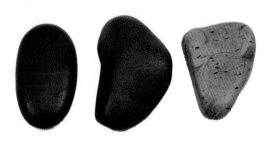

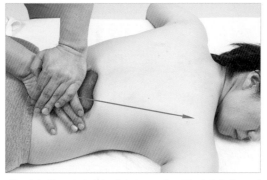
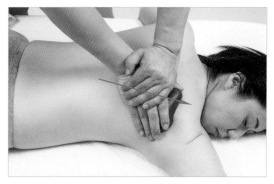

① 시술자는 다면체의 납작한 스톤을 이용하여 흉추 12번 극돌기에서 견갑골극 방향을 부드러운 압으로 슬라이딩한다.

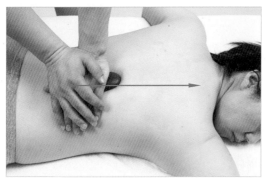
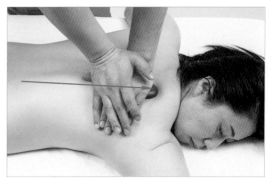

② 시술자는 모양이 길고 납작한 스톤을 이용하여 흉추 12번 횡돌기에서 경추 횡돌기 방향으로 척추 외측을 따라 강한 압으로 슬라이딩한다.

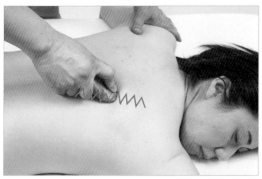
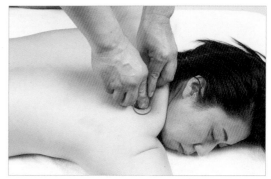

③ 시술자는 모양이 길고 납작한 스톤을 이용하여 승모근 전체 극돌기와 횡돌기 사이를 강하게 밀착하며 좌우로 압을 적용하여 근막을 이완한다.

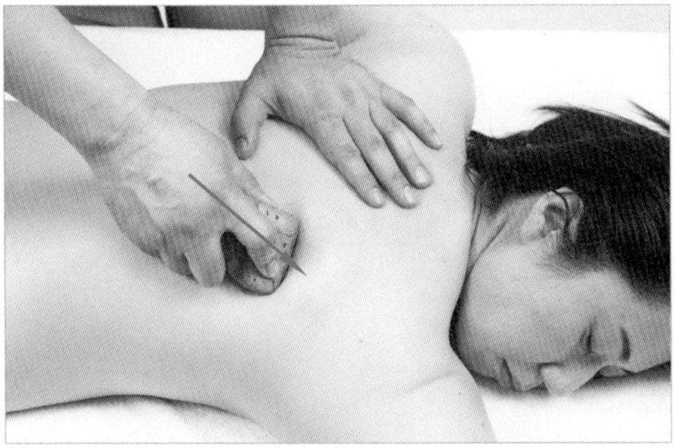
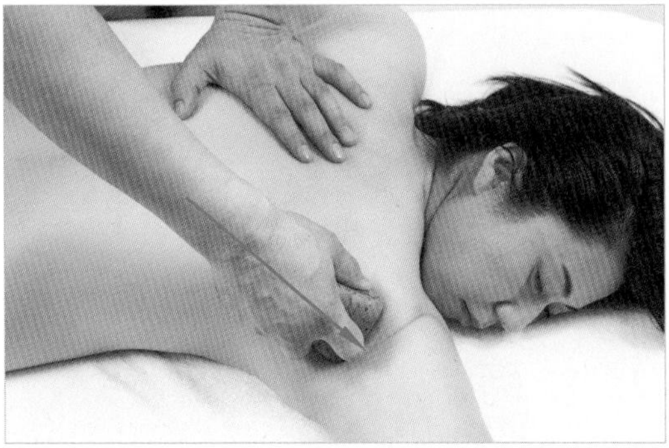

④ 시술자는 무겁고 납작한 스톤을 이용하여 중부승모근 전체에 강한 압으로 슬라이딩한다. 견갑골에 직접 닿지 않도록 유의하며 견봉돌기 방향으로 촘촘하게 적용해 나간다.

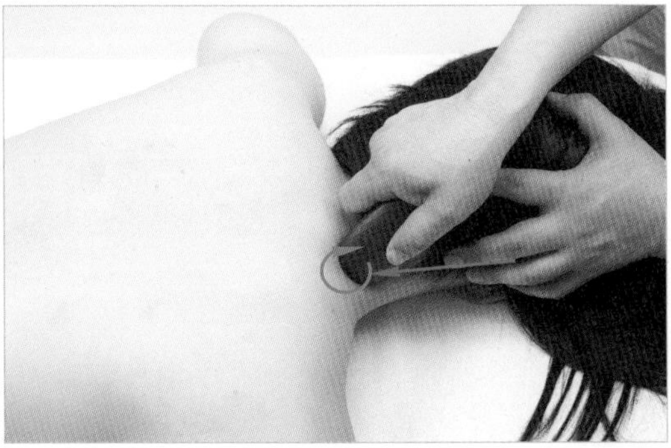
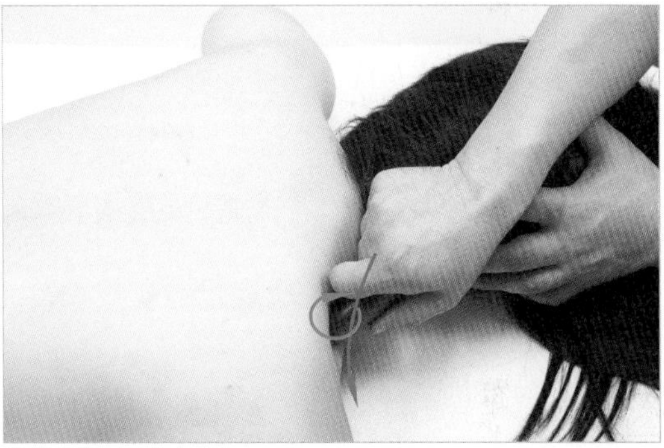

⑤ 시술자는 길고 둥근 스톤을 이용하여 상부승모근 전체에 촘촘히 직하방으로 압을 적용하고, 동시에 서클을 그리며 근막을 이완한다.

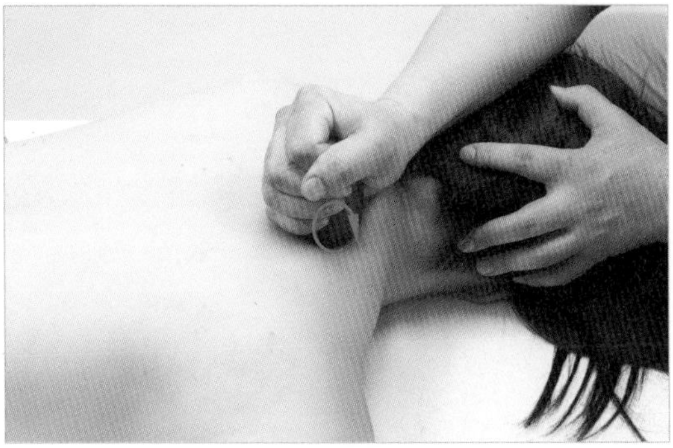
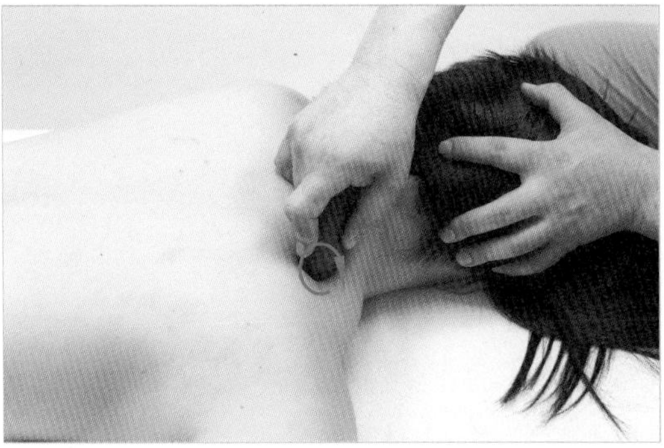

⑥ 시술자는 길고 둥근 스톤을 이용하여 중부와 상부승모근 그리고 극돌기와 횡돌기 사이 근육톤이 많은 부위를 따라 서클을 그리며 근막을 이완한다.

10 견갑거근 (levator scapulae)

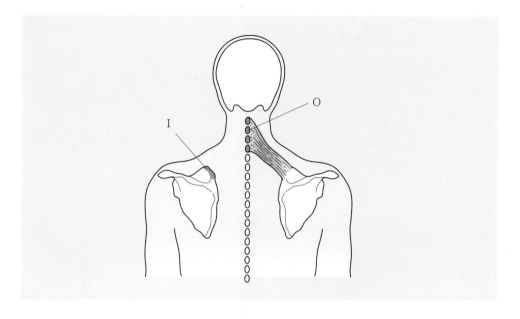

● 증 상

견갑거근은 목과 어깨에 만성 통증을 일으키는 근육으로, 상부승모근 다음으로 높으며 다른 목 근육에 비해서는 전체 20% 정도의 원인 발생률을 보인다.

주 증상으로 견갑골의 내측과 목에서 통증이 심하게 발현되며, 목을 움직이지 못하는 운동장애를 동반한다는 특징이 있다. 일측으로 증상이 나타나면 회전에 제한을 갖고 양측으로 발달되면 목에 강직을 일으켜 어느 방향으로도 회전을 할 수 없다.

견갑거근의 운동신경인 견갑배신경이 중사각근을 관통하는 동안, 중사각근의 압박에 의해 신경이 눌리면 견갑거근에 압통이 유발되고 다시 견갑거근의 긴장에 의해 순환장애를 일으켜 허혈성 통증과 경직을 가중시키는 악순환을 반복하여, 결국 경추가 일자형으로 변형된다.

● 스톤테라피

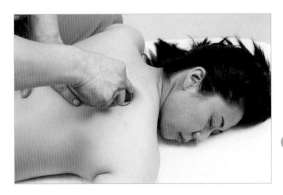

① 시술자는 모양이 길고 둥근 스톤을 이용하여 견갑골 상
각에서 경추 1~4번 극돌기 방향으로 촘촘하게 서클을
그리며 강한 압을 적용한다.

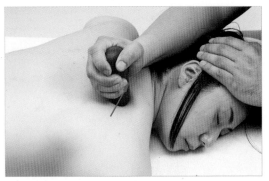 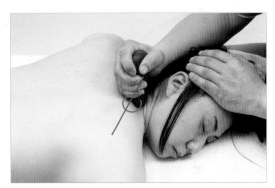

② 시술자는 길고 둥근 스톤을 이용하여 견갑골 상각에서 경추 1~4번 극돌기 방향을 강한 압으로 슬라이딩하며, 동
시에 서클을 그리며 근막을 이완한다.

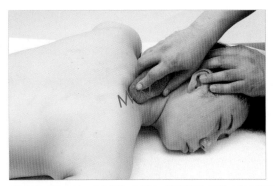 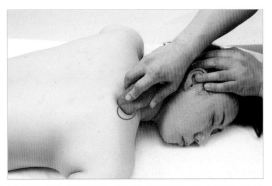

③ 시술자는 길고 납작한 스톤을 이용하여 경추 극돌기에서 견갑골 상각 방향으로 근육을 압박하며 지그재그로 근막
을 촘촘하게 이완한다. 견갑거근의 정지부에서는 서클을 그리며 강자극을 준다.

11 능형근 (rhomboid)

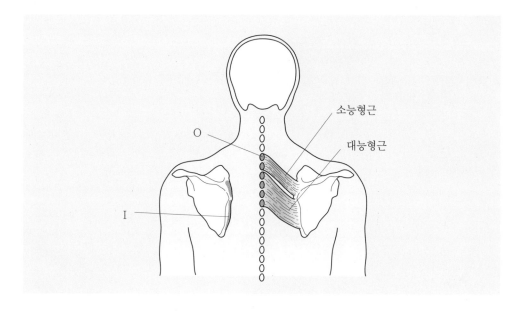

소능형근

대능형근

O

I

◉ 증 상

능형근은 상후거근과 중부승모근 사이에 위치해 있으며, 심층에서는 견갑하근과 연결되고, 천층에서는 극하근과 연결된다. 강력한 대흉근과는 길항의 대상이 되어 늘 피곤한 상태에 놓이며, 몸을 앞으로 숙여 생활하는 습관으로 등이 넓어지고 어깨가 안으로 오그라드는 둥근 어깨(round shoulder)를 만드는 주요 원인이 된다.

기능 이상은 척추에서 측만증, 전만증, 후만증을 일으키고, 대흉근의 강한 단축에 의해 둥근 어깨와 흉곽의 비틀림이 초래된다. 체간 앞에 위치한 전거근의 약화와 함께 능형근에 강한 단축이 일어나면 견갑골이 늑골로부터 벌어지는 익상견갑 등도 초래된다. 일반적으로 견갑골과 척추 사이로 통증을 느끼며, 숨을 쉬거나 움직일 때 심해진다.

● 스톤테라피

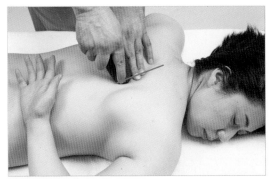 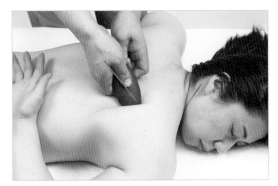

① 피술자는 환측의 어깨를 내회전하고 복와위로 눕는다. 시술자는 모양이 길고 둥근 스톤을 이용하여 척추 극돌기 측면에서 견갑골 내측 방향으로 슬라이딩하며 근막을 이완한다.

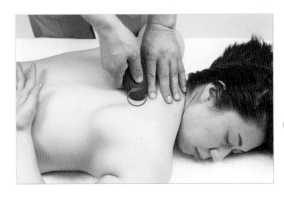

② 시술자는 모양이 길고 둥근 스톤을 이용하여 척추 극돌기 측면에서 견갑골 내측 방향으로 적당히 간격을 두고 서클을 그리며 강약이 배합된 세밀한 압으로 근막을 이완한다.

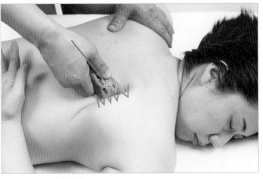 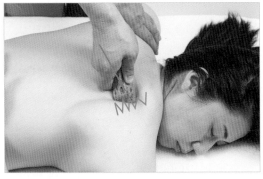

③ 피술자는 환측의 어깨를 내회전하고 복와위로 눕는다. 시술자는 모양이 길고 납작한 스톤을 이용하여 견갑골 심부로 밀어 강하게 압을 적용하고, 다시 강약이 배합된 리드미컬한 압으로 근막을 이완한다.

12 전거근 (serratus anterior)

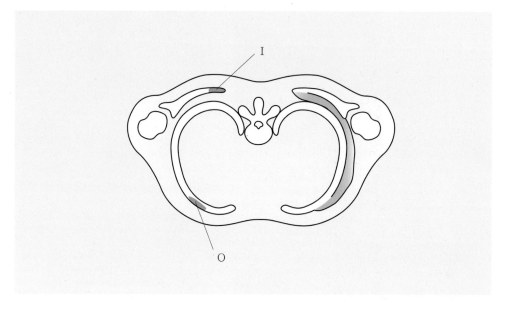

◉ 증 상

흉곽에서 늑골 앞으로는 전거근이 있고, 뒤편에는 상후거근, 하후거근이 감싸고 있어 모두 호흡에 관여한다. 등 쪽의 능형근과는 길항 작용을 하여 견갑골의 움직임을 조절하고 고정시키는 중요한 역할을 한다. 따라서 이 근육에 이상이 발생하면 늑간을 압박하여 호흡장애가 일어나고, 너무 강해 단축이 일어나면 늑간이 협소해져 늑간통과 둥근 어깨를 일으킨다. 반대로 너무 약해 이완이 가속화되면 늑골이 늘어져 견갑골을 움직이는 근력에 부하를 주어 팔을 수평 이상으로 들지 못하게 된다.

전거근이 단축되면 만성적으로 견갑대, 견관절에서 발생하고 동시에 운동 제한을 동반한다. 견갑골 하각에서 집중적인 통증이 발현되고, 심근경색, 협심증, 늑간통과 같은 가슴 통증을 호소하며, 어깨와 팔을 들어 올릴 때 특히 심해진다.

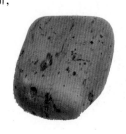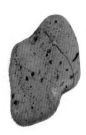

● 스톤테라피

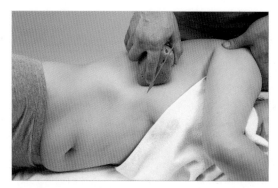 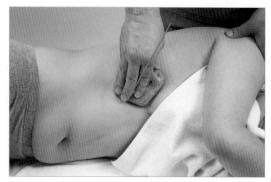

① 시술자는 모양이 납작하고 약간 무게 있는 스톤을 이용하여 견갑골 외측연에서 늑골 하연 방향으로 부드러운 압을 적용하며 슬라이딩한다.

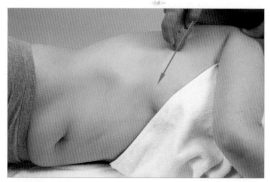 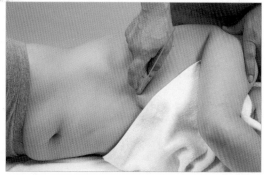

② 시술자는 모양이 길고 둥근 스톤을 이용하여 견갑골 외측연에서 늑골 하연 방향으로 늑간 사이의 근막을 자극하며 슬라이딩한다.

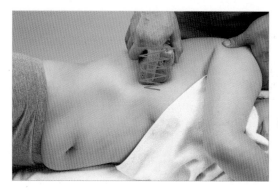

③ 시술자는 모양이 납작하고 약간 무게 있는 스톤을 이용하여 좌우로 리듬감 있는 압을 적용하며 늑골에 가벼운 마찰을 일으키며 전거근의 근섬유를 역방향에서 이완시킨다.

13 소흉근 (pectoralis minor)

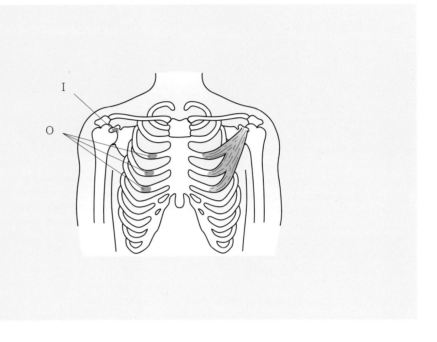

◉ 증 상

　소흉근은 구조학상 흉곽의 원심 부위에서 다리처럼 연결되어 있어 이 근육이 경직되면 겨드랑이에서 팔로 내려가는 척골신경을 눌러 팔저림 증상이 나타나고, 혈관을 압박해 손에 부종을 일으키며, 압통점을 유발해 가슴과 어깨에 통증이 발생한다.

　승모근과 광배근이 약화되면 견갑골이 하방으로의 고정 기능이 상실되어 반측에 있는 소흉근이 수축되고, 대흉근과 같이 둥근 어깨를 만들어 가슴의 비대칭과 순환장애를 발생시키며, 아름다운 가슴선을 잃게 된다. 주요 신경, 혈관, 림프가 이 근육을 직접적으로 통과하므로 가슴으로 기능 이상이 연계될 수 있음을 주지한다.

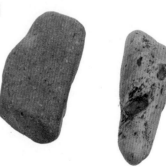

● 스톤테라피

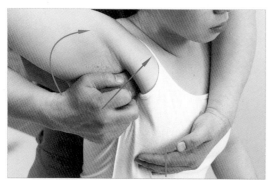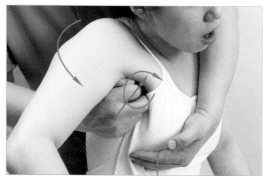

피술자는 환측의 상완을 외전시켜 소흉근을 오픈하고, 피술자의 한손은 시술자의 가슴을 받쳐 올려 소흉근이 아래로 늘어지지 않도록 하며 압을 적용한다. 이어 반대로 어깨를 내전시키며 액와에서 오구돌기 방향으로 다시 한 번 서서히 밀어 넣는다.

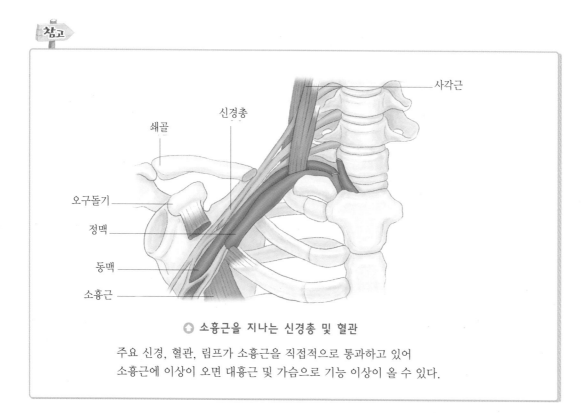

○ 소흉근을 지나는 신경총 및 혈관

주요 신경, 혈관, 림프가 소흉근을 직접적으로 통과하고 있어
소흉근에 이상이 오면 대흉근 및 가슴으로 기능 이상이 올 수 있다.

14 광배근 (latissimus dorsi)

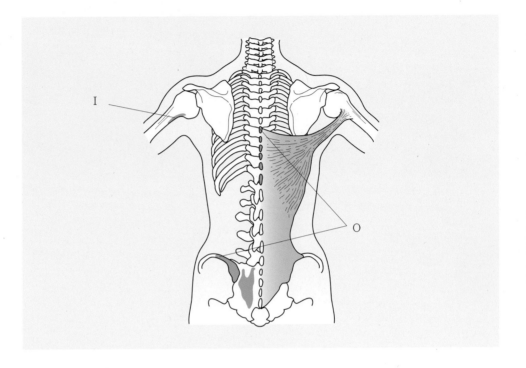

◉ 증 상

광배근은 흉추부에서 통증을 일으키는 근육 중 하나이지만, 근육의 톤이 비교적 느슨한 편으로 일상적인 생활에는 동통을 잘 모르다가도 손을 위로 또는 앞으로 들면 발현되어 그때서야 광배근을 의심하는 경우가 많다. 등을 형성하는 근육은 크게 승모근과 광배근으로 구분할 수 있는데, 승모근과는 달리 근 기능이 골반에 기초한다. 또, 이 근육을 지배하는 신경이 목에서 나오므로 사각근의 경직 여부에 따라 통증을 유발하는 특징이 있다.

주 증상으로는 골반 통증과 무게감이 느껴지고, 견갑골 하각과 흉부 사이로 쑤시는 통증이 나타나며, 견관절통과 측하부 늑골 통증을 호소한다. 하부요통의 원인이 된다.

● 스톤테라피

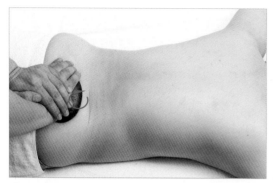 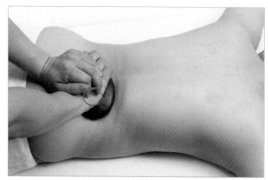

① 시술자는 크고 납작하며 둥근 스톤을 이용하여 장골능과 요추근막 부위에 직하방으로 압을 적용하고, 이어 강약이 배합된 압으로 서클을 그리며 근막을 이완한다.

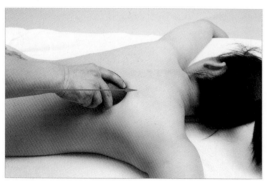 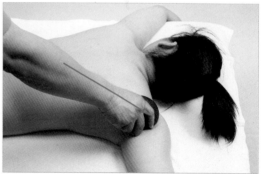

② 시술자는 스톤을 비스듬히 세워 장골능에서 상완골의 결절간구 방향으로 심부압을 적용하며 슬라이딩한다.

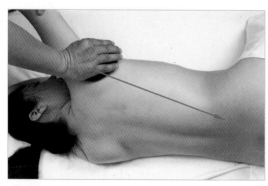 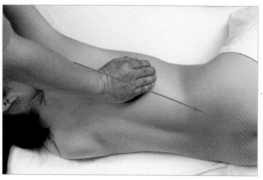

③ 피술자는 측와위로 눕고 환측의 상완을 외전시킨다. 시술자는 모양이 크고 납작한 둥근 스톤을 이용하여 상완골의 결절간구에서 장골능 방향으로 부드럽고 리드미컬한 압을 적용하며 슬라이딩한다.

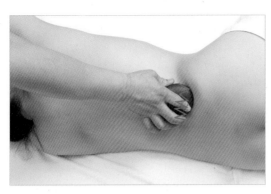

④ 시술자는 둥근 스톤을 세워 장골능과 천골 부위를 강하
게 좌우로 압을 적용하며 근막을 이완한다.

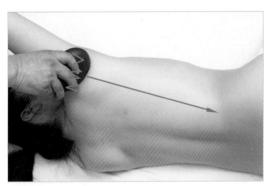 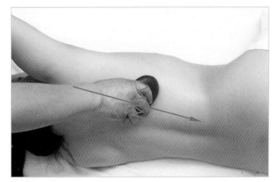

⑤ 시술자는 스톤을 세워 상완골의 결절간구에서 장골능 방향으로 리드미컬하게 강약이 배합된 압을 이용해 좌우로
근막을 이완한다.

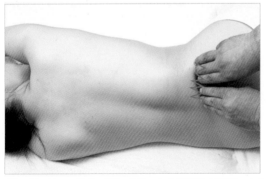 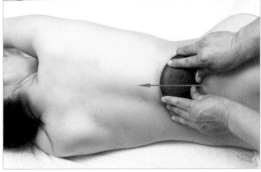

⑥ 시술자는 스톤을 세워 장골능과 요추근막 부위를 따라 압을 적용하며 강약을 조절하여 심층과 표층 근막을 번갈아
이완한다.

15 대원근 (teres major)

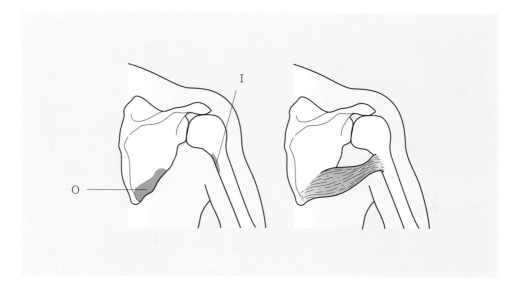

● 증 상

대원근은 단독으로 병변이 발생하기보다는 주로 대흉근, 견갑하근, 능형근의 긴장으로 인해 이차적 손상을 입는 근육이다. 위치상 견갑골 외측에서 시작하여 상완골로 연결되어 있어 팔과 견갑골 내측면에 부착되는 근육에 영향을 받을 수밖에 없다.

대원근으로 인한 통증은 견갑골 후연의 후삼각근 부위 심부층에서 만성적으로 일어난다. 견갑골과 팔꿈치에서는 통증이 나타나지 않는 특징을 보인다.

팔을 움직이지 않고 가만히 있을 때는 통증이 미미해서 잘 모르다가 머리 위로 팔을 드는 동작, 특히 어깨의 외전이 120도 이상 되면 자신의 귀에 붙이지 못할 정도가 된다. 주 증상으로 견갑골 후부로 만성 통증을 호소하고, 삼각근 후부로 강한 심부 통증과 함께 전상방으로 팔을 뻗는 동작 제한이 나타난다.

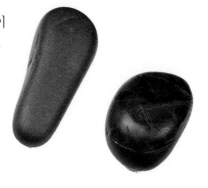

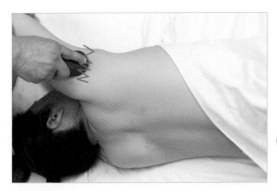

① 피술자는 측와위로 눕고 환측의 상완을 외전시킨다. 시술자는 길고 둥근 스톤을 세워 견갑하각과 상완골의 소결절능 부위를 앞뒤로 압을 적용하며 근막을 이완한다.

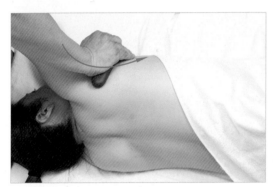
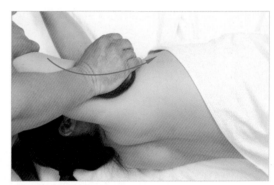

② 시술자는 길고 둥근 스톤을 이용하여 견갑하각과 상완골의 소결절능 부위를 세밀하게 압을 적용하며 슬라이딩한다. 이어 크고 둥근 스톤을 이용하여 둔탁하고 넓은 압으로 슬라이딩한다.

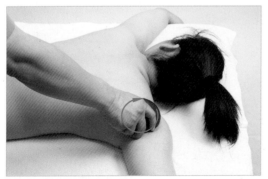
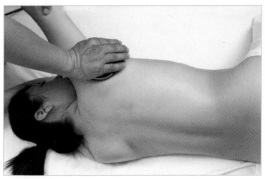

③ 시술자는 무거운 스톤을 이용하여 견갑하각과 상완골의 소결절능 부위를 서클을 그리며 촘촘하게 근막을 이완한다.

16 극상근 (supraspinatus)

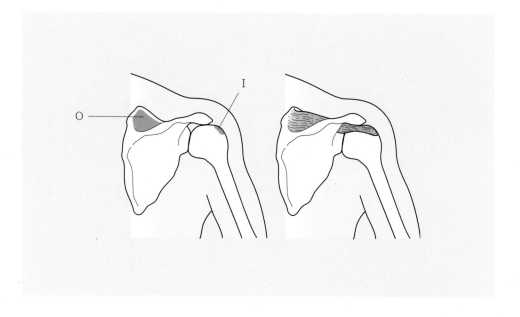

● 증 상

외전의 주된 근육은 삼각근이지만 이 근육의 기능이 마비되어도 극상근만으로도 팔을 들 수 있으며, 극상근 건을 둘러싸면서 상완관절의 보조 역할을 하는 커다란 활액낭(bursa : 활액이 들어 있는 주머니)은 삼각근과 견봉을 분리시킨다.

극상근은 주로 팔을 바깥으로 돌릴 때(외회전) 통증이 강하게 나타났다가, 가만 있으면 약해지며, 어깨를 움직일 때마다 탁발음과 같은 소리가 나는 특징을 가지고 있다.

어깨 주위에 심부통과 운동 제한이 나타나고 상완을 외전, 굴곡, 신전 시 통증이 발생한다. 또 상완을 외전 시 오구돌기와 견봉돌기의 마찰로 가동 범위에 제한을 받는다.

극상근의 만성적인 경직은 목을 뻣뻣하게 하며, 외측상과(테니스 엘보) 통증으로 확대되는 경우가 있으며 어깨 주변으로 탁발음(clicking sound)이 난다.

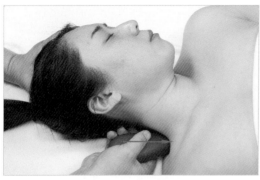 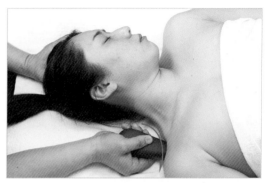

❶ 시술자는 길고 둥근 스톤으로 목의 외측하연과 어깨가 만나는 접합 부위를 직하방으로 압을 적용하여 극상근의 기
시부를 이완하고, 이어 상완골의 대결절 상부를 따라 슬라이딩하여 견갑골의 극상와를 이완한다.

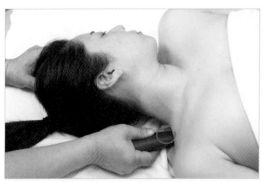

❷ 시술자는 길고 둥근 스톤을 이용하여 견갑골의 극상와
에서 상완골의 대결절능 방향으로 촘촘히 서클을 그리며
심부압을 적용한다.

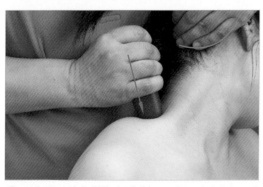 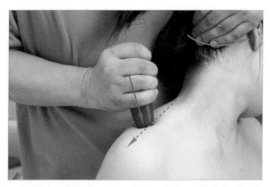

❸ 피술자는 앉아 환측의 반대로 고개를 회전시켜 극상근을 오픈한다. 시술자는 길고 둥근 스톤을 이용하여 견갑골
극상와에서 상완골의 대결절 상부 방향을 직하방으로 압을 적용하며 슬라이딩한다.

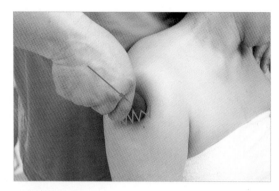

④ 시술자는 길고 둥근 스톤을 이용하여 상완골의 대결절 상부에서 삼각근조면으로 강하게 상하로 압을 적용하며 극상근의 정지부를 이완한다.

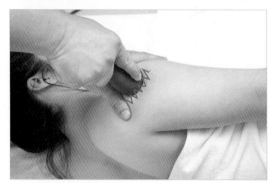
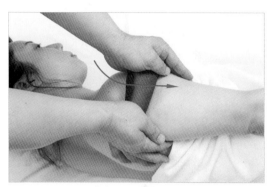

⑤ 피술자는 측와위로 눕고, 시술자는 길고 둥근 스톤을 이용하여 견갑골 극상와에서 상완골의 대결절상부 방향으로 상하로 압을 적용하며 근막을 이완한다. 이어 스톤을 측으로 눕혀 강하게 밀착해 슬라이딩함으로써 근막 전체에 강한 스트레칭을 적용한다.

17 극하근 (infraspinatus)

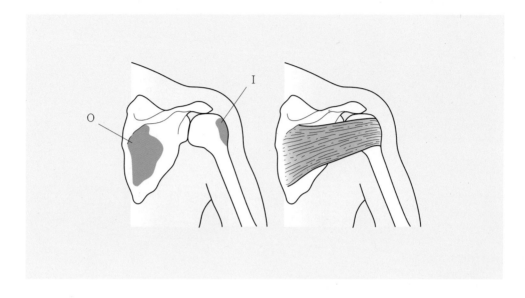

◉ 증 상

극하근은 견갑골에 흡입되어 있듯 붙어 있어 탄력이 별로 없으며 활동성도 적은 편이다. 대부분 견갑골을 덮고 뼈를 보호하는 기능을 가지고 있으나, 기능이 약해져 근육이 뼈에 부착되면 견갑골의 성장 및 조혈 기능, 혈액순환을 방해하는 원인이 된다.

극하근 근막 통증은 일견 사각근 근막통증 증후군과 비슷하다. 어깨를 움츠리는 자세를 취하면 어깨가 처지면서 흉곽을 끌어내리고 1, 2번 늑골이 밑으로 당겨져 여기에 연결되어 있는 목 근육인 사각근이 늘어나 혈관과 신경, 림프관을 압박한다. 이로 인해 팔이 저리고 붓고 무거운 느낌을 받는다.

주 증상은 어깨 후면과 상부에서 통증이 발생하고, 견갑골 내측 모서리를 따라 칼로 베는 듯한 날카로운 통증을 일으키며, 어깨 피로를 쉽게 느낀다. 수면 시 어떤 자세로 누워도 어깨로 통증이 느껴지며, 주먹을 쥐는 힘이 약해진다.

● 스톤테라피

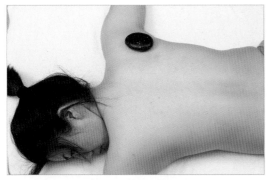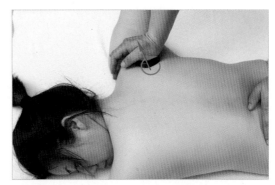

① 시술자는 넓고 둥근 스톤을 이용하여 견갑극하와의 중심에서 견갑골의 내측에서 상완골의 대결절후면 방향으로 리드미컬하게 압을 적용하며 슬라이딩하고, 직하방으로 강약이 배합된 압으로 서클을 그리며 이완한다.

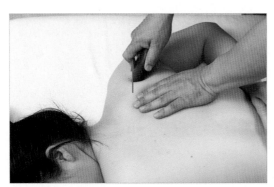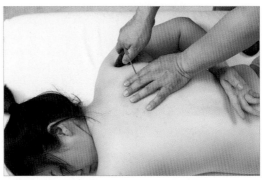

② 시술자는 길고 둥근 스톤을 이용하여 견갑골의 극하와 내측에서 상완골의 대결절능 후면 방향으로 세심한 압을 적용하며 근막을 이완한다. 극하와 전체에 걸쳐 촘촘히 적용한다.

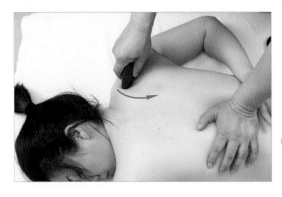

③ 시술자는 길고 둥근 스톤을 이용하여 견갑골 극하와 상부에서 하부 방향으로 견갑골의 내측을 따라 세심한 압으로 기시부의 근막을 이완한다.

18 소원근 (teres minor)

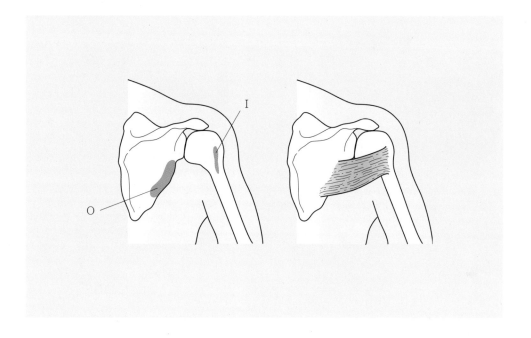

⊙ 증 상

통증은 후삼각근 내 심부에서 동전 크기로 나타나 일명 동전통증(silver-dollar pain)이라 부른다. 대체로 심한 국소적인 통증을 느끼나 주변으로 넓게 방사되지 않고, 견관절 운동에도 큰 제한을 주지 않는 특징을 보인다. 따라서 환자의 증상을 찾아내는 데 있어서는 그리 어렵지 않다. 압통의 발생은 소원근 단독보다는 극하근이 원인이 되어 이차적으로 동반되는 경우가 많아 어깨 앞면과 상완 전체로 넓게 방사통이 나타난다면 소원근보다는 극하근의 이상 여부를 먼저 검사한다.

주 증상으로는 움직일 때 어깨 뒤쪽에서 소리가 나고, 어깨 후면부의 통증과 네 번째 손가락과 다섯 번째 손가락에서 이상 감각이 발생하며, 통증 부위로 발한 현상이 나타난다.

◉ 스톤테라피

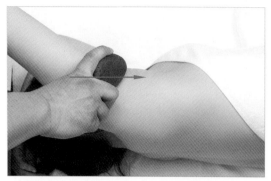 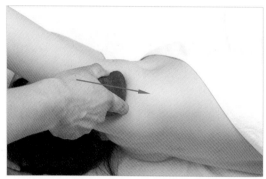

① 피술자는 측와위로 눕고 환측의 어깨를 외전시킨다. 시술자는 모양이 다면체인 둥근 스톤을 이용하여 상완골의 대
결절 하연으로부터 견갑골 후연 액와면으로 강한 압을 적용하며 슬라이딩한다.

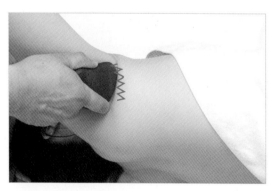

② 시술자는 스톤을 세워 견갑골 후면 액와면을 따라 앞뒤
로 강약이 배합된 압을 적용하며 근막을 이완한다.

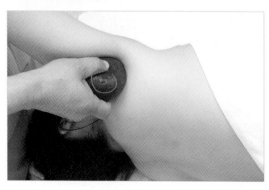

③ 시술자는 스톤을 세워 견갑골과 상완이 만나는 후연에
스톤을 고정하고 강약이 배합된 압으로 서클을 그리며
근막을 이완한다.

19 견갑하근 (subscapularis)

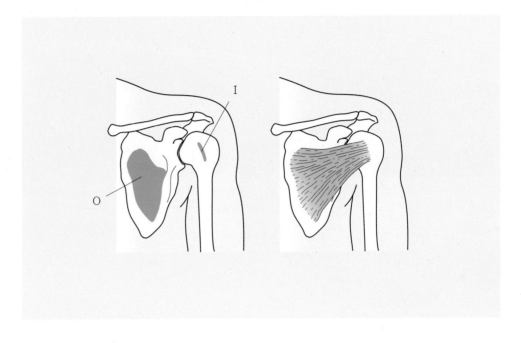

● 증 상

　견갑하근에 이상이 오면 외전과 외회전, 내회전 시 기능 제한과 함께 어깨 후부로 극심한 통증을 호소하는데, 이를 소위 오십견의 일반적인 특징으로 보고 있다.

　어깨 부위의 통증은 후삼각근에서 뚜렷하게 나타나 상지로 방사되며, 통증은 손목으로까지 나타나기도 하고 초기에는 팔을 올리거나 뻗을 수 있으나 어깨 높이 이상 팔을 올릴 때는 외회전이 잘 되지 않는다.

　또, 손등이 시리고 팔목의 배부에서 더 심하게 통증을 호소하며 견갑하근의 단축으로 인해 외회전근에 손상이 유발되면, 외전 시 상완골두에서 회전이 일어나지 않아 상완골두가 견봉과 부딪쳐 견봉이 솟아오른다.

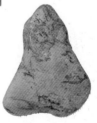
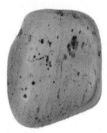

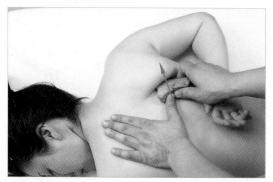

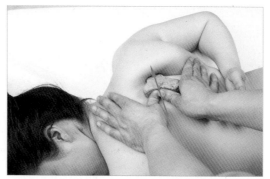

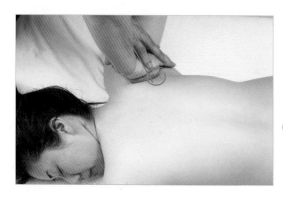

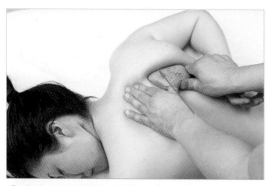

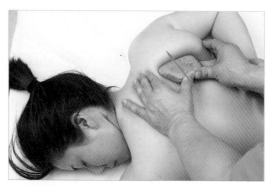

● 스톤테라피

① 피술자는 복와위로 눕고 환측의 어깨를 내회전시킨다. 시술자는 다면체의 폭이 좁은 길쭉한 스톤으로 견갑골 전 · 내면으로 서서히 밀착하여 밀어 넣으며 압을 적용한다. 견갑골 내측을 따라 적당한 간격으로 실시한다.

② 피술자는 복와위로 눕고 환측의 팔을 약 90도 외전한다. 시술자는 납작한 스톤을 견갑하와에 위치하고, 직하방으로 누르며 서클을 적용한다. 이어 상완골의 소결절 방향으로 심부압을 적용하며 슬라이딩한다.

③ 폭이 넓고 납작한 스톤을 견갑골 전내면으로 서서히 밀착하여 밀어 넣으며 무게 있는 압을 적용한다. 견갑골 내측을 따라 적당한 간격으로 실시한다.

상지부

01 삼각근 (deltoid)

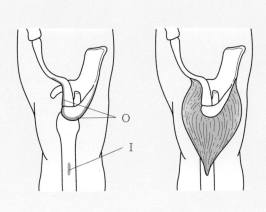

● 증 상

　삼각근을 일명 '둔한 근육(dull actor)' 이라 하는데, 이는 압통이 자주 발생하면서도 잘 손상되지 않는 특징을 가지고 있기 때문이다. 인체의 역학구조상 가장 많은 일을 하는 부위이며, 제각기 구조와 기능이 다르면서도 근 조직이 매우 견고하다. 과격한 운동이나 외상으로 외적인 상해가 가장 많기도 하다.

　삼각근의 지배신경인 액와신경은 목 측면에 위치한 사각근 밑을 통과하여 쇄골하연으로 그리고 다시 액와로 내려가므로, 사각근의 영향으로 눌리거나 목이 경직되어 일자목 또는 거북목이 되면 삼각근의 기능이 저하되거나 마비된다.

　주 증상은 어깨를 움직일 때 통증이 매우 심해지고, 안정 시 감소된다. 팔을 수평으로 들기가 힘들고, 견관절을 감싸며 국소적으로 통증이 집중된다.

● 스톤테라피

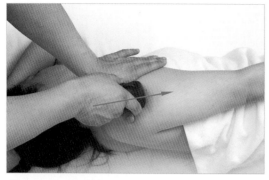 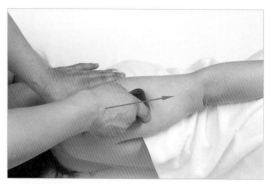

① 피술자는 측와위로 눕고 환측의 어깨를 바로 하여 전삼각근을 오픈한다. 시술자는 모양이 납작하고 긴 스톤을 이용하여 견갑극의 외측면에서 상완의 삼각근조면 방향으로 강한 압을 적용하며 슬라이딩한다.

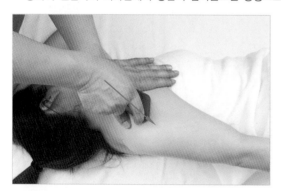 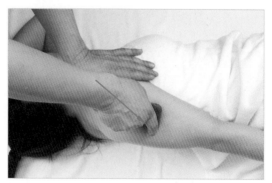

② 피술자는 측와위로 눕고 환측의 어깨를 과신전하여 전삼각근을 오픈한다. 시술자는 모양이 납작하고 긴 스톤을 이용하여 견갑극 내측부에서 상완의 삼각근조면 내측을 강한 압으로 슬라이딩한다.

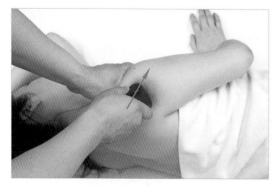 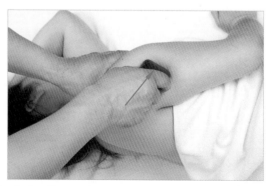

③ 피술자는 측와위로 눕고 환측의 어깨를 굴곡하여 후삼각근을 오픈한다. 시술자는 모양이 납작하고 긴 스톤을 이용하여 견갑극 외측부에서 상완의 삼각근조면 외측을 강한 압으로 슬라이딩한다.

02 오구완근 (coracobrachialis)

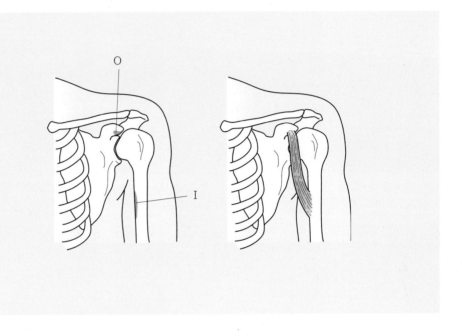

◉ 증 상

오구완근은 상완에서 신경를 압박하는 구조로 배열되어 있어 근피신경이 오구완근을 뚫고 지나가므로 이 근육에 경직이 발생하면 전완으로 저린 증상과 피부에 감각장애가 나타난다. 이는 손저림 증상이 나타나면 대부분 경추디스크로 오진되는 경우가 많으므로 이 근육에 대한 세심한 관찰이 필요하다.

주 증상으로 자신의 허리로 손이 가지 못하며, 삼각근 전부에서 통증이 나타나고, 상완과 전완의 후면과 손등이 따갑고 저리고 쓰린 느낌이 나타난다. 주로 주부들이 아기를 등에다 업고, 오랫동안 팔을 구부리고 있는 자세에서 이 근육의 손상이 가장 많이 나타난다.

🔵 스톤테라피

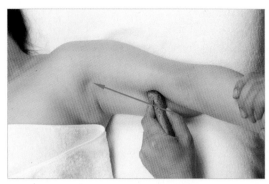 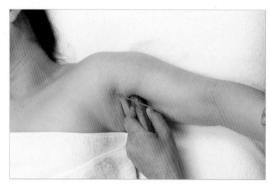

① 피술자는 앙와위로 눕고 환측의 상완을 외전시킨다. 시술자는 모양이 둥글고 긴 스톤을 이용하여 상완골의 내측 중앙부에서 견갑골의 오구돌기 방향으로 근막을 가르며 슬라이딩한다.

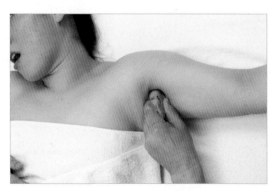 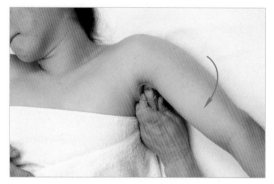

② 시술자는 모양이 둥글고 긴 스톤을 이용하여 상완골의 내측 중앙부에 위치한 견갑골의 오구돌기 부위를 부드럽게 압박한다. 이어 피술자의 상완을 내측으로 당기며 좀 더 깊게 스톤을 밀어 넣고, 정점에서 부드러운 압으로 서클을 그리며 근막을 이완한다.

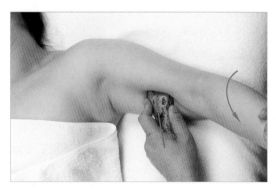

③ 시술자는 모양이 길고 납작한 스톤을 상완골 외측부에 섬세하게 밀착시킨 후 부드럽게 근건접합부를 따라 근건 막을 이완하며, 동시에 다른 손은 상완을 내회전시켜 압에 저항함으로써 등척성 운동을 일으킨다.

03 상완이두근 (biceps brachii)

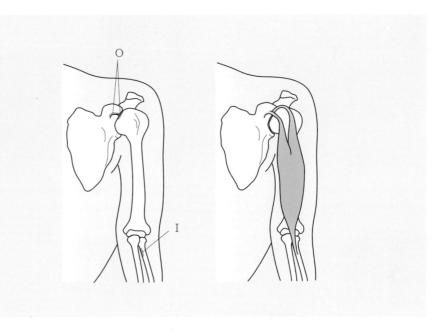

증 상

　상완이두근이 발달하면 눈에 띄게 형상이 나타나며 강한 근력을 발휘하지만, 단축성 긴장 상태가 되어 평소에 팔을 떨어뜨리고 있으면 팔꿈치가 곧게 펴지지 않는 제한이 나타난다. 이로 인해 다른 근육으로 보상작용이 일어나 목에 과부하가 전달되고, 견관절이 신전되어 일상에서 어깨 피로와 무기력증을 호소하게 된다.

　주 증상으로는 어깨 전면으로 표재통을 호소하며, 팔을 높이 들거나 옆으로 벌리는 외전 시 어깨 통증이 나타나며 사그락 소리가 난다. 상완을 과도하게 사용하여 상완 결절구에 근건막이 손상되면 치료가 힘들고 만성질환으로 발전하므로 팔꿈치를 구부리는 행동에서 어깨 통증이 나타나면 즉시 멈추고 안정과 냉찜으로 응급 조치한다.

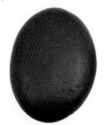
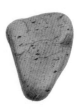

● 스톤테라피

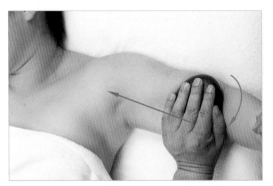 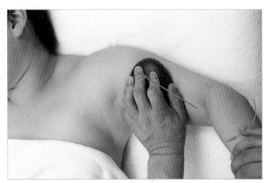

❶ 시술자는 모양이 둥글고 납작한 스톤을 이용하여 요골결절에서 상완골의 외측 상연으로 근막을 대각선으로 가르며 슬라이딩한다. 동시에 피술자의 상완을 같은 속도로 내전시켜 근막에 등척성 운동을 유도함으로써 마사지 효과를 배가시킨다.

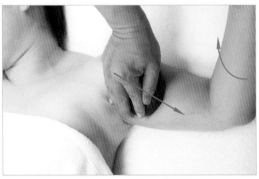 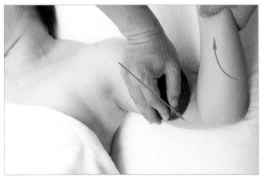

❷ 시술자는 무게 있는 둥근 스톤으로 상완골의 내측 상연에서 요골결절 내측 방향으로 근막을 대각선으로 슬라이딩한다. 동시에 피술자의 상완을 같은 속도로 외전시켜 근막에 등척성 운동을 유도하여 마사지 효과를 배가시킨다.

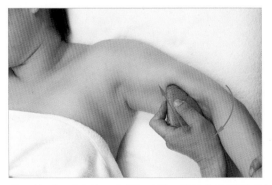 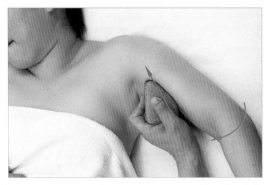

❸ 시술자는 각이 있고 납작한 스톤을 이용하여 요골결절에서 상완골의 외측 상연으로 근막을 대각선으로 세밀하게 가르며 슬라이딩한다. 동시에 피술자의 상완을 같은 속도로 내전시켜 근막에 등척성 운동을 유도함으로써 마사지 효과를 배가시킨다.

04 상완근 (brachialis)

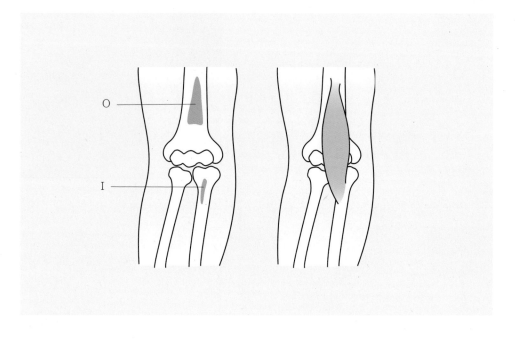

◐ 증 상

　상완근에 이상이 발생하면 삼각근 전체로 통증이 방사되거나, 엄지손가락 부위에 심하게 통증이 발현되는 특징이 나타나는데, 이는 상완근의 경직이 요골신경을 압박하기 때문이다. 또, 상완근과 심장의 부하 상태와도 연관성이 있는데, 이는 상완근이 위치한 곳으로 상완동맥(brachial artery)이 지나감으로써 혈압 측정을 통해 심장 상태를 검사할 수 있기 때문이다.

　주로 수동적으로 주관절을 펴려고 할 때와 촉진 시 통증이 강하게 발생한다. 그러나 동작에 있어 관절의 가동범위를 크게 제한하지는 않는다. 안정 시에도 엄지로 통증이 발생하고, 팔을 완전히 신전시키면 통증이 생기며, 주관절을 굴곡하는 힘이 약해진다.

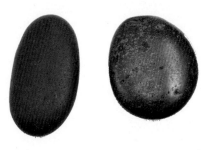

◉ 스톤테라피

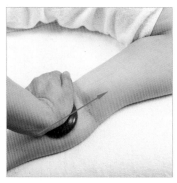 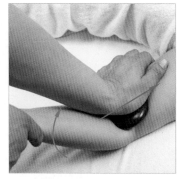 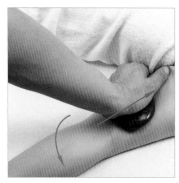

① 시술자는 모양이 둥글고 납작한 스톤을 이용하여 전완의 근위부에서 상완의 전면 방향을 직하방으로 압을 적용하며 슬라이딩한다. 주와를 지날 때 시술자는 주관절을 굴곡하여 관절에 무리한 압이 가해지지 않도록 유의한다.

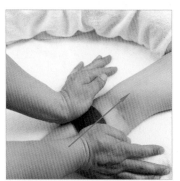 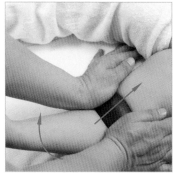 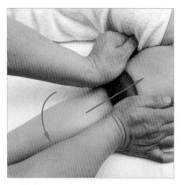

② 시술자는 모양이 둥글고 긴 스톤을 이용하여 전완의 근위부에서 상완의 전면 방향을 직하방으로 압을 적용하며 슬라이딩한다. 주와를 지날 때 피술자는 주관절을 굴곡하여 관절에 무리한 압을 피하도록 하고, 시술자는 스톤의 압과 속도는 그대로 유지한다.

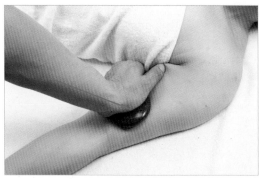

③ 둥글고 납작한 스톤을 이용하여 상완 원위부에 강약이 배압된 압을 직하방으로 가한다. 적당한 리듬과 간격으로 불필요한 통증이 생기지 않도록 유의한다.

05 상완삼두근 (triceps brachii)

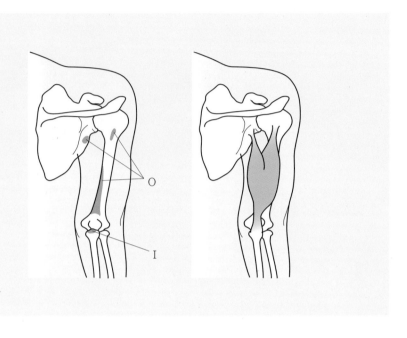

⬤ 증 상

　상완삼두근의 이상은 무리한 운동이나 습관적으로 반복된 팔꿈치 사용이 원인이며, 이는 인대 손상과 근 파열을 일으킨다. 장두는 어깨를 신전·내전시키고, 상완골두를 견봉돌기 방향으로 상승시키는 작용을 하며, 90도 외전 시에는 견관절와 방향으로 상완골두를 당기는 역할을 한다. 이로 인해 주로 장시간 팔을 높이 들고 일할 때 근육이 수축된 채 방치되어 심한 피로감을 호소한다.

　팔꿈치에서 통증이 주로 발생하며, 어깨와 상완에서 명확하지 않는 경계로도 통증을 발현시킨다. 상완삼두근의 근력이 약화되면 여성의 경우 상완이 굵어지는 경향이 나타나고, 골퍼스 엘보 또는 테니스 엘보 증후군의 원인이 된다.

● 스톤테라피

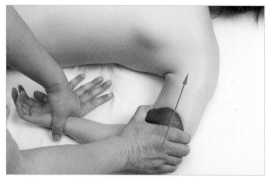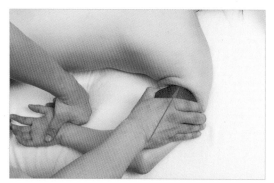

① 피술자는 복와위로 눕고 환측의 상완을 외전시킨다. 시술자는 모양이 둥글고 납작한 스톤을 이용하여 전완의 근위부에서 견갑골의 관절와 하순 방향으로 강한 압을 적용하며 슬라이딩한다.

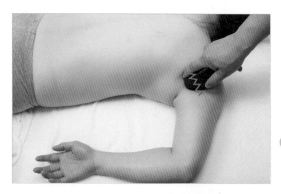

② 시술자는 모양이 납작하고 둥근 스톤을 세워 상완삼두근의 기시부인 관절와 하순 부위를 강약이 배합된 압으로 근막을 이완한다.

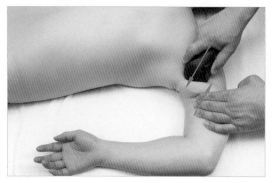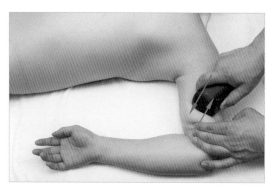

③ 시술자는 스톤과 수근을 이용하여 상완삼두근에 강약이 배합된 압을 적용하며 페트리사지한다.

06 요측 · 척측수근굴근 (flexor carpi redialis · ulnaris)

요측수근굴근

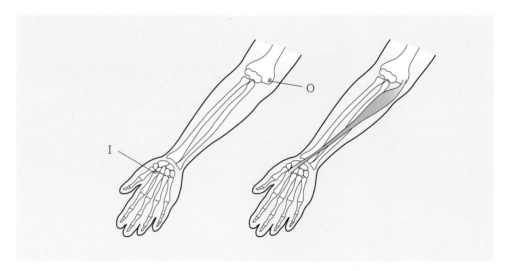

척측수근굴근

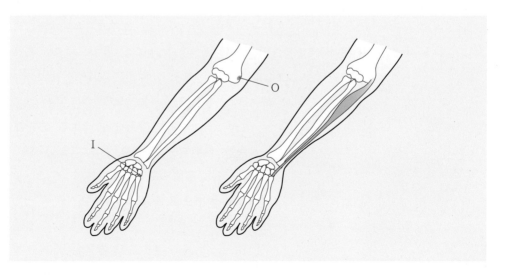

◉ 증 상

요측·척측수근굴근 근육군은 손목의 굴곡과 외전과 내전 그리고 손가락의 굴곡 작용을 한다. 여기에 문제가 발생하면 손목의 회내전에 동작 제한이 나타나 골퍼스엘보(golfer's elbow) 증후군을 일으킨다.

주 증상을 보면 손가락 굴곡 기능은 그런 대로 가능하나, 손가락을 펴는 신전 기능이 매우 약하고, 손가락마디마다 통증이 나타나며 탁발음을 내기도 한다. 척골신경이 척측수근굴근의 양두에서 폐색이 발생하기도 하며 네 번째, 다섯 번째 손가락에서 감각 저하, 작열통, 저린감이 나타난다.

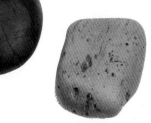

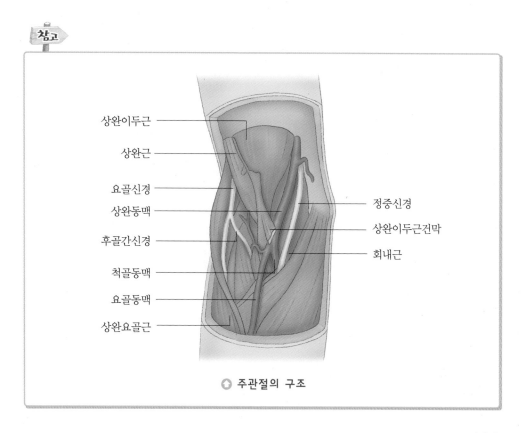

◉ 주관절의 구조

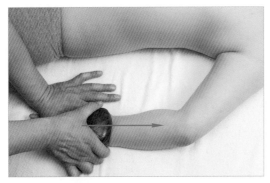
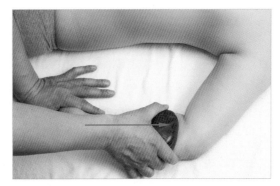

① 피술자는 복와위로 눕고 환측의 상완을 외전시킨다. 시술자는 모양이 둥글고 납작한 스톤을 이용하여 손목에서 상완골의 관절융기 방향으로 강한 압을 적용하며 슬라이딩한다.

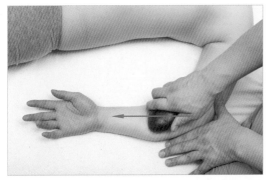
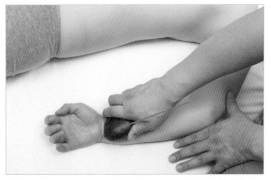

② 시술자는 모양이 둥글고 납작한 스톤을 이용하여 상완의 내측상과에서 다섯 번째 손가락 방향으로 슬라이딩하며 척측수근신근을 이완한다.

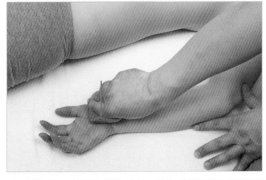
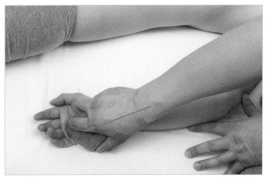

③ 시술자는 스톤을 세워 요측 · 척측수근굴근의 정지부를 이완한다.

07 요측 · 척측수근신근 (extensor carpi redialis · ulnaris)

요측수근신근

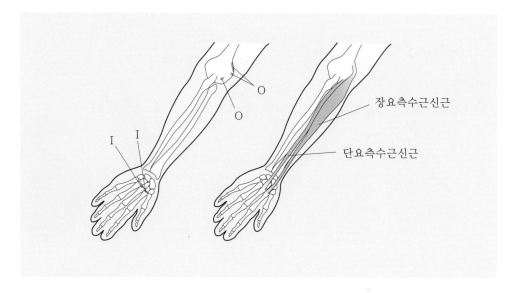

장요측수근신근

단요측수근신근

척측수근신근

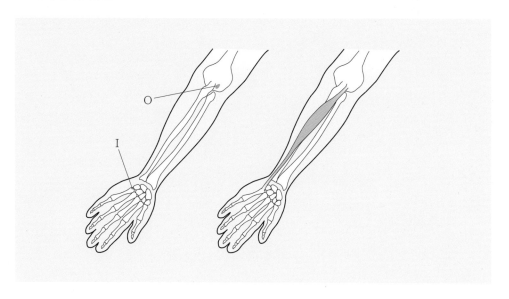

● 증 상

요측수근신근과 상완요골근 모두의 증상 시 구분이 어렵지만 악수하거나, 손목이 척측 편위(내·외전)된 상태에서 손을 강하게 쥘 때 통증을 호소하는 특징을 보인다.

주 증상은 전완과 손 및 완관절의 배부에서 통증이 나타나며, 손등에는 통증이 있으나 손가락 사이의 인대에서는 통증이 나타나지 않는 경우도 있다. 통증으로 인해 악수 또는 손아귀에 힘을 주는 행위에 제한을 받는다. 척측수근신근의 기능 이상은 손목관절의 척골 측으로 방사통이 발생하고, 장요측수근신근의 기능 이상은 외측상과에 압통을 일으키며, 엄지와 검지 사이(snuffbox)로 방사통이 발생된다.

전체적으로 신전근의 기시부(origin)에 긴 장이 오면 심부에 위치해 있는 요골신경과 상과 분지를 압박하여 팔꿈치가 저리며 통증이 발생한다.

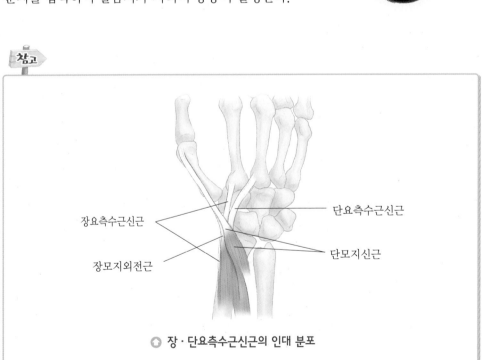

참고

장요측수근신근

장모지외전근

단요측수근신근

단모지신근

○ 장·단요측수근신근의 인대 분포

● 스톤테라피

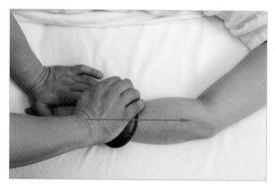 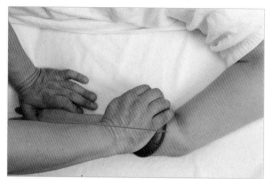

① 피술자는 앙와위로 눕고 환측의 상완을 외전시킨다. 시술자는 모양이 둥글고 납작한 스톤을 이용하여 손목에서 상완골의 외측위 관절돌기 방향으로 강한 압을 적용하며 슬라이딩한다.

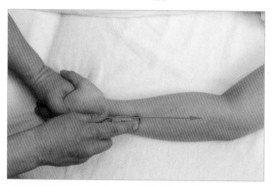 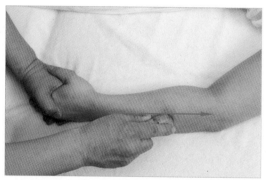

② 시술자는 길고 둥근 모서리가 있는 스톤을 이용하여 손목에서 상완골의 관절융기 방향으로 요골과 척골 사이의 근막을 강한 압으로 이완한다.

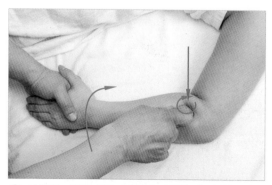 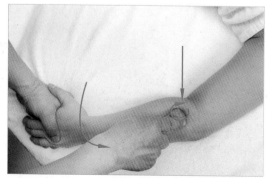

③ 시술자는 길고 둥근 스톤으로 상완골의 관절융기 부위를 직하방으로 누르면서 서클을 그리며 압을 적용한다. 피술자의 주관절을 굴곡, 신전시키며 압을 적용하여 근막에 장력을 발생시켜 보다 효과적으로 이완한다.

01 대요근 (psoas major)

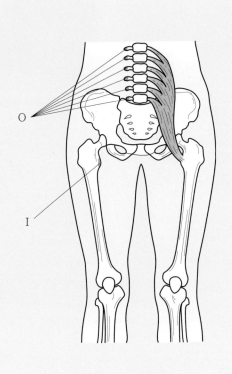

● 증 상

장요근은 요방형근과 협동하여 요추를 안정시키지만, 길항 작용을 하는 대둔근과 슬괵근에 비해 근력이 현저하게 떨어지면 골반의 후방 경사를 가속화시켜 요통을 일으킨다.

대요근이 단축되면 고관절을 굴곡시키는 힘이 약해져 복근과 슬괵근의 영향으로 척추와 골반에 변형이 나타나는 굽은등 자세(sway-back posture) 또는 편평등 자세

(flat-back posture)가 되고, 한측으로만 단축이 심화되면
엉덩이를 뒤로 빼고 대퇴를 약간 벌려 걷는 요근 보행
(psoatic gait)을 하게 된다.

증상으로 복부에서는 횡격막과 내장기를 압박하
고, 하지로는 대퇴신경을 눌러 신경 폐색증을 유발한
다. 고관절의 반복적인 운동을 너무 강하게 작용하면
장요근에 부하와 마찰로 복부를 압박하여 내장기 통증과
허리, 골반통을 호소한다.

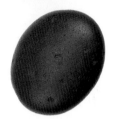

하지로는 신경을 압박하여 대퇴전면과 서혜부, 음낭,
음순에 지각 이상과 통증 유발을 일으킨다.

🔵 스톤테라피

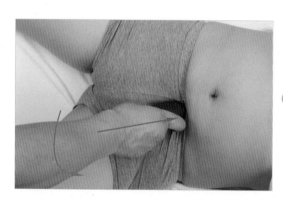

① 시술자는 모양이 둥글고 긴 스톤을 이용하
여 피술자의 호흡 날숨에 맞추어 직하방으로
요추 부위에 압을 적용한다. 이어 그대로 압
을 유지하며 피술자의 불필요한 통증을 줄이
기 위해 날숨에 따라 대퇴골에서 요추의 방
향으로 조금씩 슬라이딩해 올라간다.

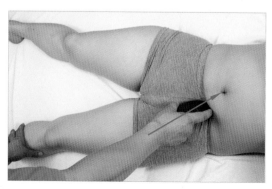

② 시술자는 모양이 둥글고 긴 스톤을 이용하
여 피술자의 호흡 날숨에 맞추어 대퇴골 내
측에서 흉추 12번 방향으로 심부압을 적용하
며 대각선으로 슬라이딩한다.

02 이상근 (piriformis)

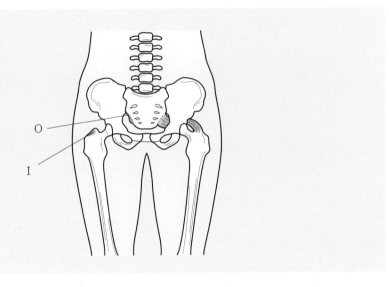

◎ 증 상

이상근은 모든 외회전근(lateral rotation) 중에서 가장 큰 근육이므로 무리하고 반복된 사용은 근육을 비대하게 함으로써 고질적으로 짧아지는 경향이 많아 고관절이 외측 방향으로 돌아가 보행 시 팔자걸음의 형태로 나타난다. 이는 내폐쇄근과 치골근에까지 영향을 주어 통증의 범위가 확대되는 결과를 만든다. 또, 좌골신경의 일부 또는 전체는 이 근육의 상하 또는 사이를 가르고 통과하기 때문에 이상근의 변형에 따라 좌골신경이 압박되어 통증이 유발되는 불가분의 구조로 되어 있다.

주 증상으로 엉덩이 깊숙한 부위에서 통증이 일어나며, 앉거나 계단을 오를 때 극심해진다. 다리쪽으로 띠를 형성하며 내려가는 날카로운 통증이 나타난다. 근 기능의 경직으로 음부신경을 압박하면 회음부와 서혜부에 통증과 성기능 장애를 유발하며, 발의 감각 기능 저하와 하지 무력감을 가져온다.

◉ 스톤테라피

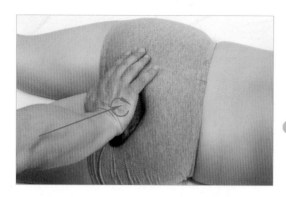

① 시술자는 모양이 다면체인 둥근 스톤을 이용하여 대전
자와 천골 사이에 위치하고 어깨힘을 이용하여 직선으로
압을 적용하며 동시에 손목을 이용해 서클을 그린다. 심
층에 위치한 이상근을 이완한다.

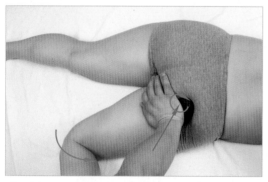
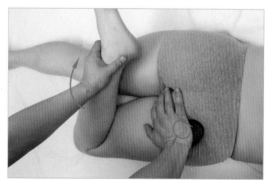

② 시술자는 모양이 다면체인 둥근 스톤을 이용하여 대전자와 천골 사이에 위치하고 어깨힘을 이용하여 압을 적용하
며 동시에 손목을 이용해 서클을 그린다. 동시에 피술자의 고관절을 내·외회전함으로써 심부에 위치한 이상근을
효율적으로 이완한다.

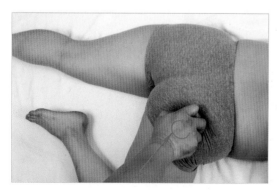

③ 시술자는 모양이 둥글고 긴 스톤을 이용하여 대전자와
천골 사이에 위치하고 어깨힘을 이용하여 직선으로 압을
적용하며 동시에 손목을 이용해 서클을 그린다. 이때 피
술자의 고관절을 외전시켜 심층에 위치한 이상근이 이완
되도록 한다.

03 대둔근 (gluteus maximus)

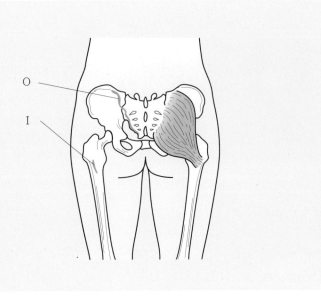

◉ 증 상

　대둔근이 경직되면 골반 후면에 경사가 일어나 허리에 영향을 주어 일자 허리를 만든다. 일자 허리는 다리 후면의 단축을 가속화시켜 다리가 저리고 붓는 증상을 일으킨다. 둔부의 통증은 반복적으로 장시간 걷고 오래 앉아 있거나, 다리를 꼬고 앉는 자세 등으로 인해 골반에 압력이 가해져 발생한다. 주로 허리 부위와 꼬리뼈 등에서 통증이 발현되지만 좌골신경통 증상과 유사한 하지 방사통도 일으킨다. 그리고 엉덩이 근육이 비대칭으로 형성되었다면 그것도 통증을 일으키는 원인의 일부가 된다.

　비대칭은 불량한 자세를 만들고, 불량한 자세는 이완이나 수축성 긴장을 초래해 근육의 탄력과 근력을 저하시켜 결국은 혈관과 신경을 압박하기 때문이다.

● 스톤테라피

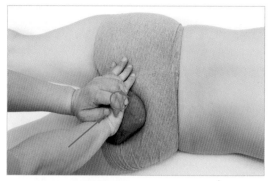

① 피술자는 복와위로 눕는다. 시술자는 모양이 크고 둥근 스톤을 이용하여 둔결절 중심부에 위치하고 어깨 힘을 이용하여 직하방으로 압을 적용한다. 동시에 손목을 이용해 서클을 그린다.

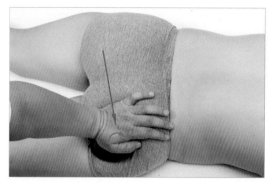

② 시술자는 모양이 길고 둥근 스톤을 이용하여 대퇴골의 둔결절 부위에 위치하고 어깨 힘을 이용하여 대각선으로 압을 적용한다. 동시에 손목을 이용해 서클을 그린다.

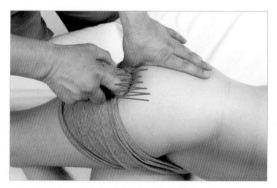

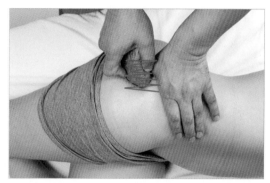

③ 시술자는 모양이 납작하고 긴 스톤을 이용하여 대전자의 후상각에서 장골능 외측 방향으로 리드미컬하게 강약이 배합된 압을 주어 앞뒤로 근막을 이완한다.

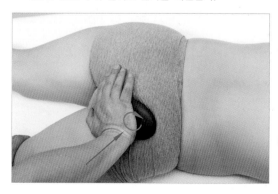

④ 시술자는 모양이 길고 둥근 스톤을 이용하여 장골과 천골 외측면에 위치하고, 어깨 힘을 이용하여 대각선으로 압을 적용하며 동시에 손목으로 서클을 그린다.

04 중 · 소둔근 (gluteus medius · minimus)

중둔근

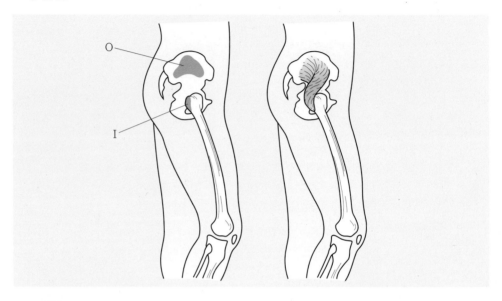

소둔근

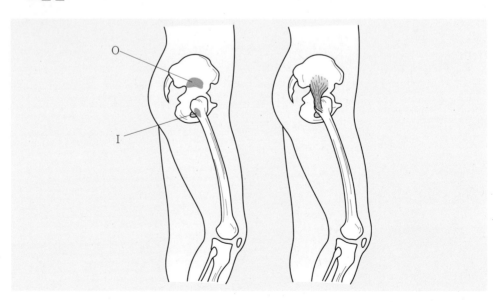

● 증 상

중·소둔부 근육의 약화는 골반을 안정시키지 못해 척추를 휘게 만들며, 이로 인해 요통을 일으킨다. 또한 척추를 감싸고 있는 근육에도 비대칭이 일어나 견갑대(shoulder girdle)의 수평이 무너지고 어깨를 경사지게 함으로써 목으로 장력이 전달되어 경부 통증과 두통을 일으키는 원인을 초래한다.

중둔근의 대부분은 대둔근에 의해 덮여 있고 압통점도 덮여 있기 때문에, 다른 근육의 병변에 의해 통증이 유발되는 경우가 많으며, 통증 부위도 비슷하게 나타난다.

소둔근은 고관절의 움직임에 직접적인 자극을 가장 많이 받아 다른 근육에 비해 손상이 많고 이로 인해 좌골신경통을 유발하는 인자로 주목된다.

통증과 저림 증상은 둔부에서 발목에까지 띠를 이루며 방사된다. 심할 경우는 보행에 제한을 줄 만큼 다리를 절게 만들어, 일명 요추 추간판 탈출증(일명 디스크 환자) 증세와 비슷하게 나타난다.

주 증상을 보면 보행 시 통증이 심하게 나타나고 허리, 둔부 및 대퇴의 외측과 후면으로 통증이나 감각 이상을 호소한다.

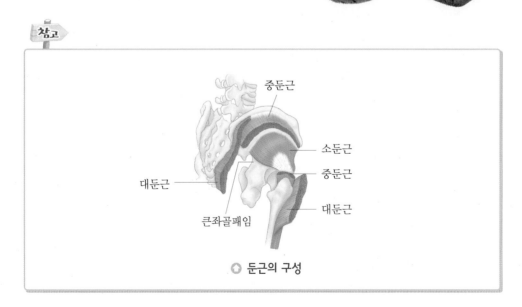

○ 둔근의 구성

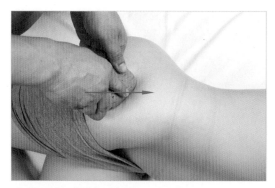
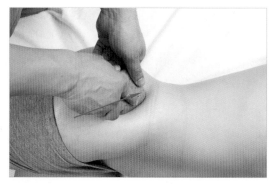

❶ 피술자는 환측을 위로 하고 측와위로 눕는다. 시술자는 모양이 다면체인 납작한 스톤을 이용하여 대전자의 후상각
  에서 장골외측 중앙면을 강한 압으로 슬라이딩한다.

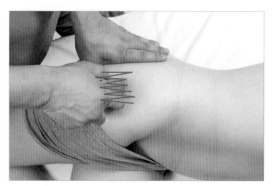
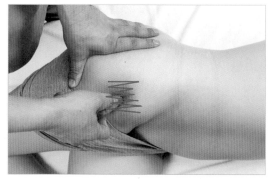

❷ 시술자는 모양이 납작하고 긴 스톤을 이용하여 대전자의 후상각에서 장골능 내측 방향으로 리드미컬하게 강약이
  배합된 압을 주어 앞뒤로 근막을 이완한다.

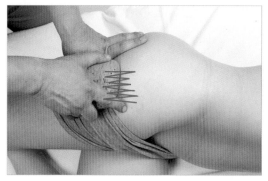
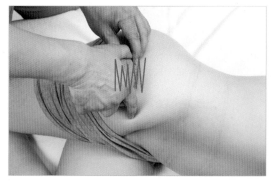

❸ 시술자는 납작하고 긴 스톤으로 대전자를 감싸며 부드러운 압으로 앞뒤 좌우로 근막을 리드미컬하게 이완한다.

05 대퇴근막장근 (tensor fasciae latae)

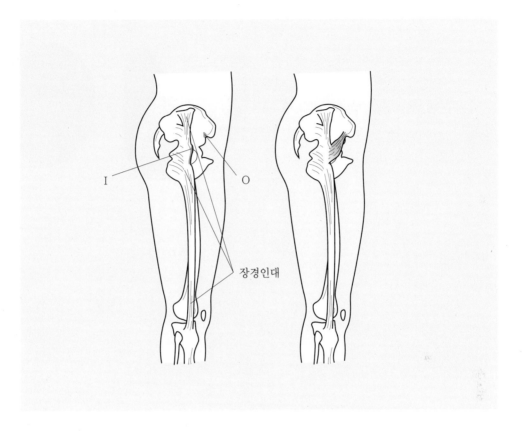

◉ 증 상

대퇴근막장근은 보폭을 크게 하여 빨리 걷거나 달리고 울퉁불퉁한 길을 오랫동안 걸으면, 대퇴근막장근에 손상이 일어나 고관절의 전외측에서 힘이 없는 듯 공허한 느낌이 들며 통증이 발생한다. 또, 장경인대가 삽입되는 경골 외측에 위치한 비골신경까지 압박하면 하지가 마비될 위험이 있으며, 무릎 외측 통증을 일으키는 원인 중 하나인 장경인대마찰 증후군과 장경인대염을 일으키는 원인이 된다.

대퇴근막장근과 장경인대에서 긴장이 발생하면 근력이 약화되어 환측의 골반에서 전방경사가 일어나고 다리의 비대칭이 심화된다. 이로 인해 보행 시나 한발로 체중을 지지할 때 대퇴근막장근과 둔부근육에서 심한 압통을 유발한다.

주 증상은 빠르게 걸을 수가 없으며, 고관절에서 심부 통증이 발생하고, 고관절을 90도 이상 굴곡하지 못해 오래 앉아 있기가 힘들다.

대퇴근막장근의 이상은 천장관절에도 다양한 증상을 일으키고, 서혜부와 무릎으로까지 통증을 방사시킨다. 그리고 대퇴근막장근과 장경인대에 긴장이 발생하면 양쪽 골반과 다리로 오는 경우도 있으나 한쪽에서만 나타나는 특징을 보이기도 한다.

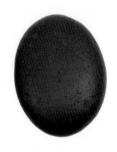

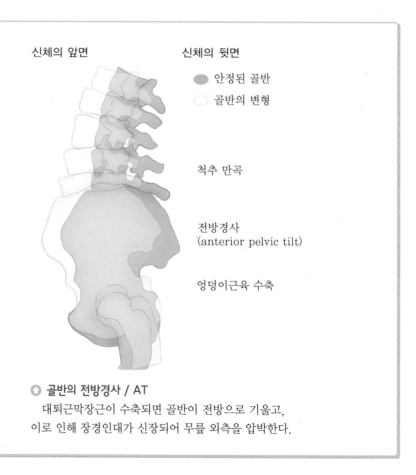

신체의 앞면   신체의 뒷면

● 안정된 골반
○ 골반의 변형

척추 만곡

전방경사
(anterior pelvic tilt)

엉덩이근육 수축

● **골반의 전방경사 / AT**
대퇴근막장근이 수축되면 골반이 전방으로 기울고,
이로 인해 장경인대가 신장되어 무릎 외측을 압박한다.

● 스톤테라피

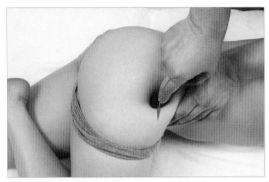 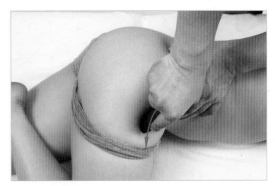

① 피술자는 환측을 위로 하여 고관절을 굴곡하고 측와위로 눕는다. 시술자는 모양이 길고 둥근 스톤을 이용하여 장골능의 전반부 후연을 따라 강한 압을 적용하며 장경인대 방향으로 슬라이딩한다.

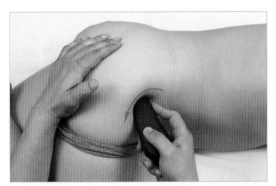 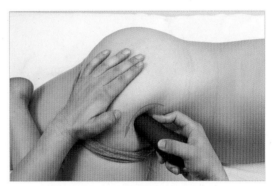

② 시술자는 모양이 길고 둥근 스톤을 이용하여 장골능의 전반부 전연을 따라 강한 압을 적용하며 장경인대 방향으로 슬라이딩한다.

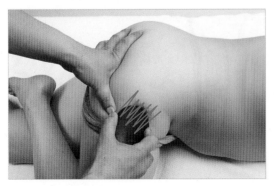 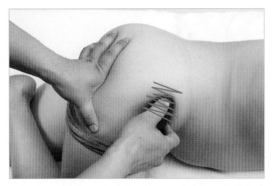

③ 시술자는 모양이 둥글고 긴 스톤을 이용하여 대전자의 전상각에서 장골능 내측 방향으로 리드미컬하게 강약이 배합된 압을 적용하며 앞뒤 좌우로 근막을 이완한다.

06 대퇴직근 · 중간광근 (rectus femoris · vastus intermedius)

대퇴직근

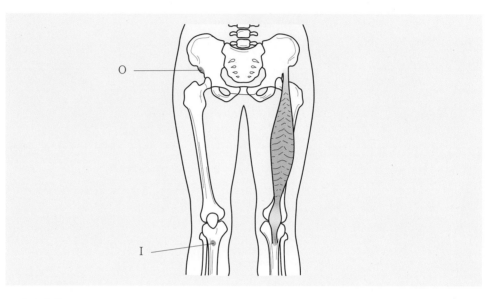

중간광근

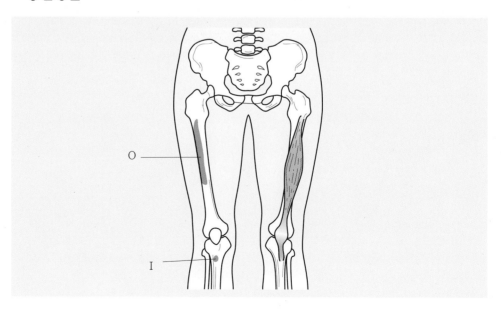

● 증　상

대퇴직근에 이상이 발생하면 무릎관절 심부에서 통증이 격렬하게 나타난다. 특히 앉았다 일어설 때 자신도 모르게 무릎을 짚고 일어서야 할 정도이다. 계단과 같이 반복된 경사를 오르거나 내려갈 때 다리 힘이 자신의 체중을 감당하지 못해 하지가 흔들리는 느낌을 받는다.

낮보다는 밤에, 오르막보다는 내리막에서 무릎 앞면의 불편과 통증을 더 호소한다. 이를 방치하면 고관절과 무릎관절을 바로 펴지 못하고 꾸부정하게 걸으며, 몸의 중심을 유지하기 위해 골반이 후방으로 전굴되는 기형적인 체형 변화가 나타난다.

주 증상은 무릎 속에서 심한 통증이 나타나는데, 계단과 같은 내리막에서 통증과 근력약화 현상이 나타나고, 무릎에 힘이 빠져 자기도 모르게 주저앉는 증상이 나타난다.

중간광근에 압통이 발생하면 허벅지 중간 부위와 그 주변 전·외측에서 통증이 나타나며, 다른 대퇴부의 활동에 의해서도 통증이 함께 발현된다. 또, 휴식 시에도 통증이 나타날 수도 있으며, 무릎을 굽혀 걸음을 옮기기가 힘들어지고, 특히 계단을 올라갈 때 심한 증상을 호소하는 특징을 보인다. 중간광근도 무릎에 영향을 주거나, 반대로 영향을 받는 위치에 있기 때문에 어떤 이유든 무릎에 굴곡장애가 일어나면 이 근육에도 단축이 함께 일어날 수밖에 없다.

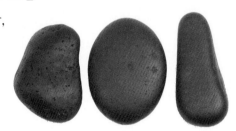

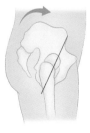

✪ 골반의 변형
대퇴직근에 이상이 오면 골반과 무릎을 서로 당겨 곧바로 서지 못하고 구부정한 자세를 취한다. 특히 앉았다 일어설 때 무릎을 짚고 일어서고, 계단을 오르내릴 때 흔들리는 느낌을 받는다.

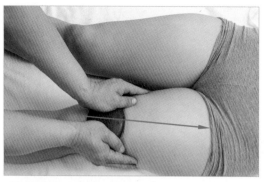
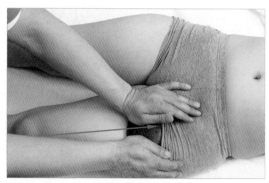

① 피술자는 앙와위로 눕는다. 시술자는 모양이 크고 둥근 스톤을 이용하여 슬개골의 원위부에서 전하장골극 방향으로 대퇴상부에 압을 넓게 적용하며 슬라이딩한다.

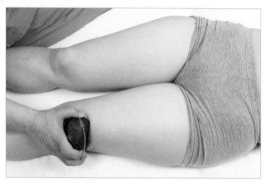
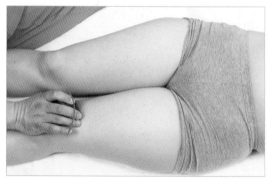

② 시술자는 모양이 다면체이고 둥근 스톤을 이용하여 대퇴직근이 덮고 지나는 슬개골의 원위연에 밀착하여 좌우로 압을 적용하며 근막을 이완한다.

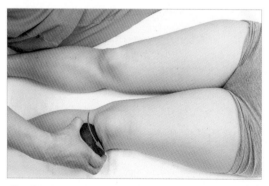
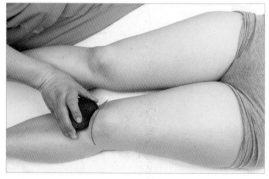

③ 시술자는 모양이 다면체이고 둥근 스톤을 이용하여 대퇴직근의 정지부인 슬개골의 근위연에 밀착하여 좌우로 압을 적용하며 근막을 이완한다.

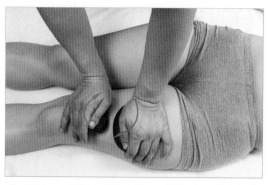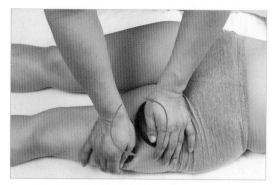

④ 시술자는 모양이 둥근 스톤을 이용하여 강약이 배합된 압으로 페트리사지를 적용한다.

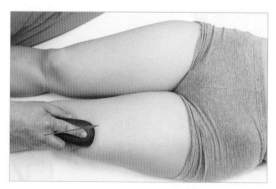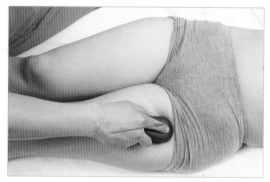

⑤ 시술자는 모양이 길고 납작한 스톤을 이용하여 표층의 대퇴직근과 심층의 중간광근 사이로 압이 파고들듯 대각선
으로 근막을 이완하며 슬라이딩한다.

07 내 · 외측광근 (vastus medialis · lateralis)

내측광근

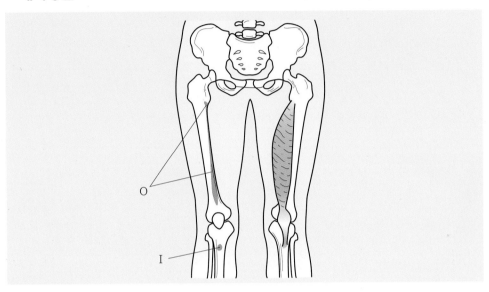

외측광근

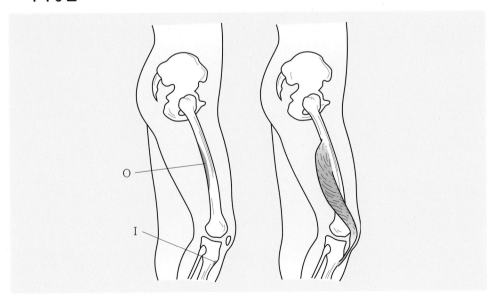

● 증 상

내측광근의 약화로 내측무릎지지띠(medial patellar retinaculum)가 손상되면 슬개골의 좌우 움직임이 제한되고, 무릎이 움직일 때마다 슬개골 주변에서 소리가 나며, 무릎을 굴곡할 때마다 무릎 내측부에 통증이 발생하여 특히 계단 등을 내려가는 동작이 힘들어진다.

슬개골의 탈구 또는 아탈구 현상은 여성에게 흔하게 일어나며, 넓은 골반의 크기에 따른 Q-각의 증가 때문으로 추측하고 있다. 슬개골이 아탈구되어도 스스로 슬개골이 정위치를 찾지만, 탈구된 상태에서는 독립적으로 원상으로 돌아가지 못한다. 한번 발생한 탈구는 정상적인 위치로 돌아가기 힘들며 만성적인 통증과 부종이 나타난다.

주 증상으로는 관절의 가동 범위가 제한되고, 슬개골의 내측에서 심부통이 발현되며 무릎에 힘이 빠져 자기도 모르게 주저앉게 된다. 외측광근의 주 증상은 슬개골을 고정시켜 무릎을 뻣뻣하게 만들어, 걸을 때 뻗정다리와 같이 다리를 지면에 끌며 걷는다.

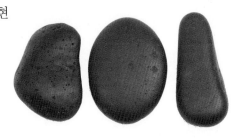

참고

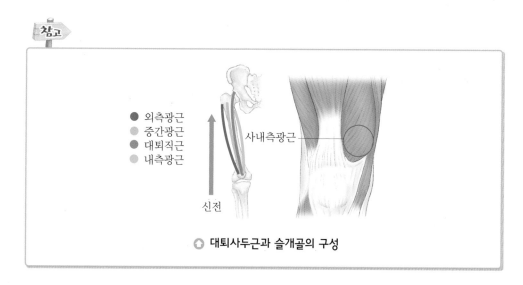

- ● 외측광근
- ○ 중간광근
- ● 대퇴직근
- ○ 내측광근

사내측광근

신전

⬆ 대퇴사두근과 슬개골의 구성

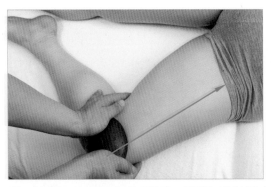
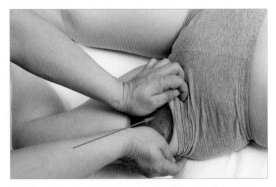

① 피술자는 앙와위로 누워 환측의 고관절을 외전시킨다. 시술자는 모양이 크고 둥근 스톤을 이용하여 슬개골 내측 근위연에서 대퇴골 후내측면 방향으로 넓은 압을 적용하여 슬라이딩하며 내측광근을 이완한다.

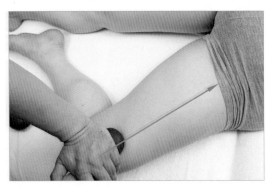
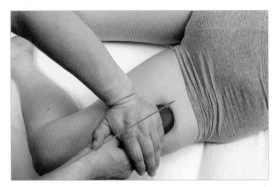

② 시술자는 모양이 길고 둥근 스톤을 이용하여 슬개골 내측 근위연에서 대퇴골 후내측면 방향으로 심부압을 적용하며 내측광근의 근막을 이완한다.

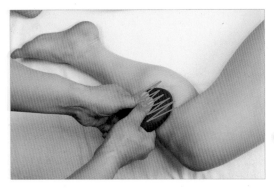

③ 시술자는 모양이 둥근 스톤을 이용하여 경골 내측 거위발(pes anserinus) 모양근, 내측광근의 정지 부위를 강약이 배합된 압으로 이완한다.

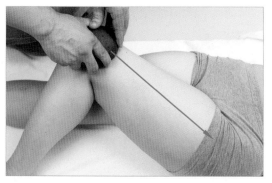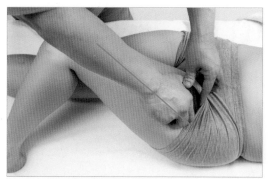

④ 시술자는 모양이 둥근 스톤을 이용하여 슬개골 외측 근위연에서 대퇴골 후외측면 방향으로 심부압을 적용하며 외측광근의 근막을 이완한다.

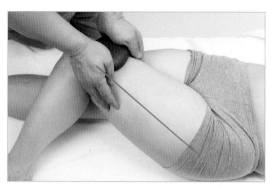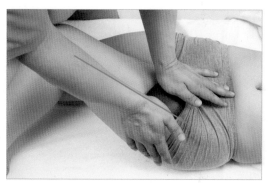

⑤ 피술자는 앙와위로 누워 환측의 고관절을 내전시킨다. 시술자는 모양이 크고 둥근 스톤을 이용하여 슬개골 외측 근위연에서 대퇴골 후외측면 방향으로 넓은 압을 적용하여 슬라이딩하며 외측광근을 이완한다.

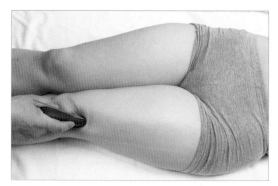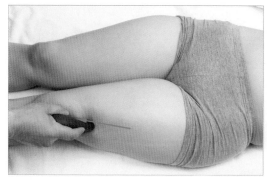

⑥ 시술자는 모양이 작고 긴 스톤을 이용하여 슬개골 외측에 분포된 외측광근의 압통점을 강약이 배합된 압으로 밀착하여 이완한다.

08 대퇴이두근 (biceps femoris)

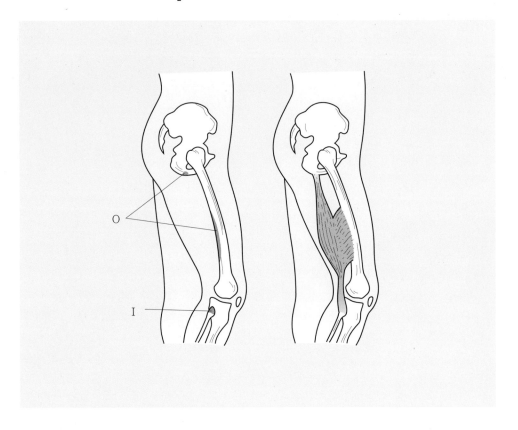

● 증 상

　대퇴이두근은 인간의 생리 해부학적 측면에서 보면 매우 피곤할 수밖에 없는 근육이다. 대퇴의 앞면 근육에 있는 대퇴사두근과 쉼 없이 길항작용을 하고, 몸의 중심을 유지하는 장경인대, 아킬레스건과도 상관관계에 있어, 이들 중 어느 한쪽의 균형이 무너지면 무릎을 고정시키지 못해 손상을 입기 때문이다. 또, 상체를 불안하게 하여 골반의 후방경사(posterior pelvic tilting)를 심화시키고, 일자 허리를 만든다. 또 목을 앞으로 내미는 자라목(head forward posterior)을 일으키는 원인이 된다.

　주 증상으로 달리는 동작에서 앞으로 잘 넘어지는 경향을 보이고, 보행 시 통증이 증가되며 다리를 절며 걷는 증상이 나타난다. 또 앉았다 일어설 때 허벅지 뒤편으로 통증이 심하게 발현되며, 후대퇴부 중앙을 누르면 통증이 심하게 느껴지고, 무릎을 움직일 때마다 무릎관절 외측에서 소리가 난다.

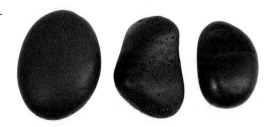

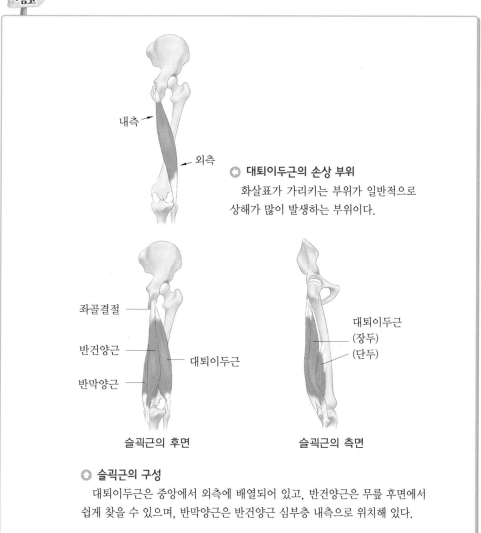

내측
외측

● **대퇴이두근의 손상 부위**
화살표가 가리키는 부위가 일반적으로 상해가 많이 발생하는 부위이다.

좌골결절
반건양근
반막양근
대퇴이두근

대퇴이두근
(장두)
(단두)

슬괵근의 후면

슬괵근의 측면

● **슬괵근의 구성**
대퇴이두근은 중앙에서 외측에 배열되어 있고, 반건양근은 무릎 후면에서 쉽게 찾을 수 있으며, 반막양근은 반건양근 심부층 내측으로 위치해 있다.

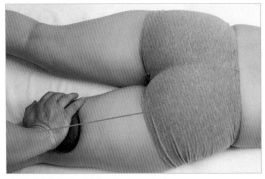 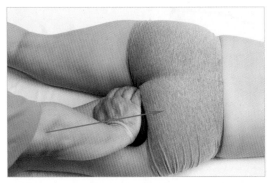

❶ 피술자는 복와위로 눕는다. 시술자는 모양이 크고 둥근 스톤을 이용하여 대퇴 후연 외측 원위부에서 좌골결절의 후면부 방향을 강한 압으로 슬라이딩한다.

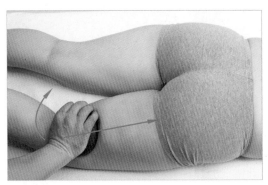 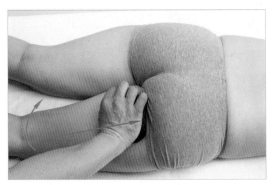

❷ 피술자의 고관절을 외회전시켜 대퇴이두근의 근막을 측면으로 오픈하고 모양이 크고 둥근 스톤으로 대퇴후연 외측 원위부에서 좌골결절의 후면부 방향으로 강한 압을 적용하며 슬라이딩한다.

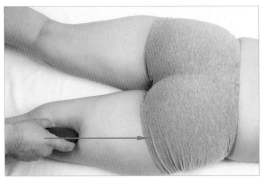 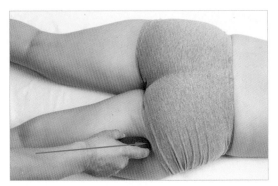

❸ 시술자는 모양이 길고 둥근 스톤을 이용하여 대퇴골의 외측을 따라 강한 심부압을 적용하며 대퇴이두근 단두 부위 를 이완한다.

09 반막양근 · 반건양근 (semimembranosus · semitendinosus)

반막양근

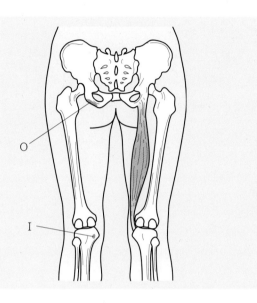

반건양근

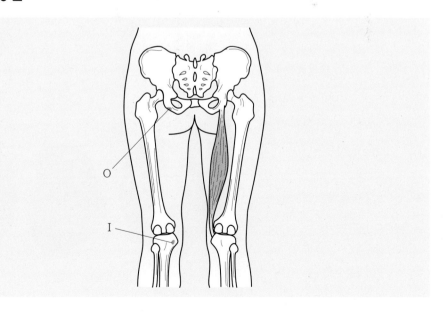

● 증 상

반막양근의 통증은 후대퇴부의 내측에서 둔근의 주름 부위로 띠를 이루며 발현된다. 걸을 때 증상이 심하게 나타나며, 특히 무릎을 펼 때 더욱 심해져 다리를 저는 현상을 보인다.

무릎 내측통으로 인해 한쪽으로 편위된 채 걷다가 양측 골반의 전후방 경사를 심화시켜 무릎이 삐끗하는 탈골 현상이 자주 일어난다.

주로 갑작스런 달리기와 같이 다리의 신전을 과도하게 필요로 하는 운동을 한 후에 주로 무릎에 상해를 입는데, 처음에는 통증을 느낄 수 없을 만큼 미미해서 심각하게 생각하지 않고 방관하다가 악화되는 경우가 많다.

슬관절의 체중 부하는 내·외측 경대퇴관절면에서는 거의 같고, 슬관절 신전에서 가장 넓다. 이때 어떠한 이유로 무릎의 윤활 작용을 분배하는 반월판의 한축이 파열된다면 대퇴골과 경골 사이의 체중 전달 면적은 약 50%로 감소된다. 따라서 접촉 면적이 작아진 표면에 체중이 집중되면 관절면에 변성이 일어날 수밖에 없다.

반건양근은 주로 보행 시 하퇴가 지면에 닿지 않은 상태에서 일어난다. 따라서 발이 고정된 상태에서의 하퇴 회전은 슬관절을 손상시키는 원인이 되며, 무릎을 정점으로 비복근과도 연결되어 있어 하퇴의 근육 손상에도 큰 영향을 받는다.

통증은 슬근이 좌골신경을 둘러싸고 있어 좌골신경통 증상과 비슷한 통증이 유발되며, 후대퇴부의 내측에서 둔근의 주름 부위로 띠를 이루며 발현된다. 이들의 주 증상으로 외상이 처음에는 근력의 과사용으로 인한 젖산의 문제로 치부하기 쉬울 만큼 통증이 미미하게 느껴지며, 두분주름이 있는 부위에 통증이 나타나고, 보행 시 통증이 발생한다.

무릎이 잘 삐는 증세를 보이며 퇴행성 관절염의 원인이 된다.

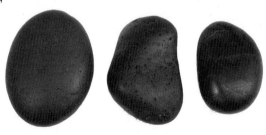

● 스톤테라피

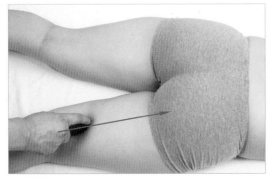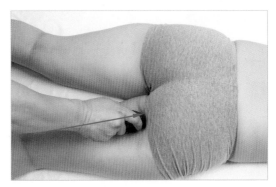

① 시술자는 모양이 길고 둥근 스톤을 이용하여 대퇴골의 내측을 따라 강한 심부압을 적용하며 반막양근과 반건양근
대퇴이두근의 근막을 이완한다.

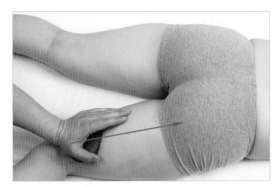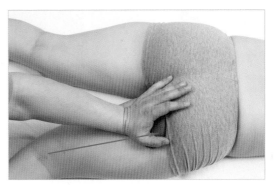

② 시술자는 모양이 크고 둥근 스톤을 이용하여 대퇴후연 내측 원위부에서 좌골결절의 후면부 방향으로 강한 압을 적
용하며 슬라이딩한다.

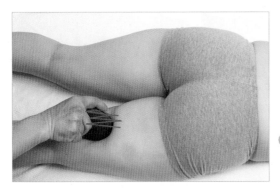

③ 시술자는 모양이 길고 둥근 스톤을 이용하여 대퇴후연
외측 원위부에서 좌골결절의 후면부 방향으로 강하게 상
하로 압을 적용하며 근막을 이완한다.

10 봉공근 (sartorius)

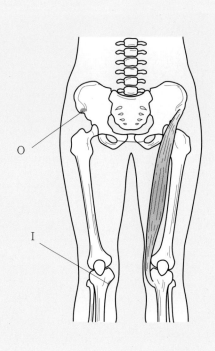

◉ 증 상

봉공근은 기립자세에서 근육이 늘어나고, 가부좌 자세에서는 근육이 짧아진다. 따라서 무리한 과사용은 고관절을 외측으로 회전시켜 O형 다리를 만들고, 반대 상황에서는 X형 다리를 만들어 결국 골반의 변형을 일으키는 주범 중 하나이다.

봉공근 아래 대퇴삼각에는 동맥과 정맥이 주행하므로 온도에 영향을 받으며, 긴장상태가 만성화되면 혈관을 죄어 하지 부종을 일으키는 원인이 된다. 또, 대퇴사두근의 천층을 지나기 때문에 압통이 발현되면 피부를 스치기만 해도 날카롭고 찌르는 듯한 통증이 나타난다. 이에 대한 원인은 대개는 압통에 의해서가 아닌 신경폐색에 의한 경우가 많다.

주 증상으로 대퇴내측에서 통증 및 지각
이상이 나타나며, 신경폐색이 원인일 경우
는 대퇴를 스치기만 해도 쓰린 표재통이
나타나고, 여성은 생리 시 통증이 심하게
함께 나타난다.

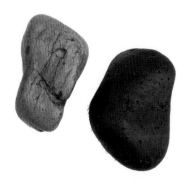

● 스톤테라피

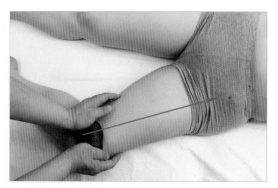
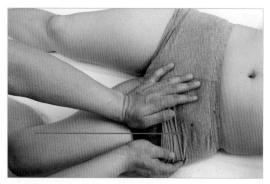

① 피술자는 환측의 고관절을 외전시키고 눕는다. 시술자는 모양이 길고 둥근 스톤을 폭넓게 하여 대퇴내측 원위부에
서 전상장골극 방향으로 슬라이딩한다.

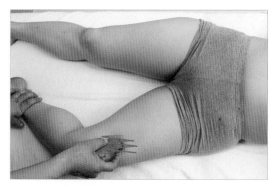
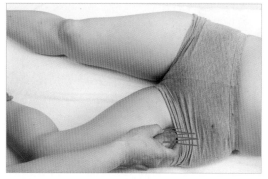

② 시술자는 모양이 납작하고 둥근 스톤을 이용하여 대퇴내측 원위부에서 전상장골극 방향으로 강하게 상하로 압을
적용하며 근막을 이완한다.

11 박근 (gracilis)

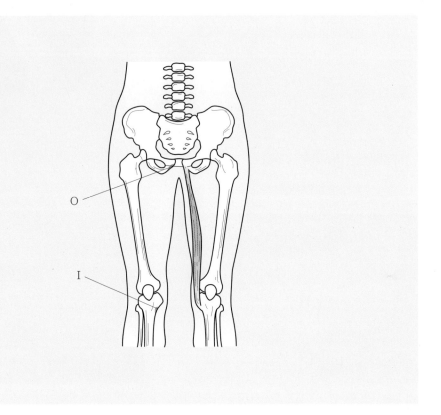

◉ 증 상

 박근은 강제로 다리를 옆으로 벌리는 동작에서 부하가 걸리며, 가만히 있어도 표층으로 찢기는 듯한 통증이 발현되고, 오히려 움직이면 감소되는 특징을 보인다.

 박근은 무릎 내측으로 거위발(pes anserinus) 모양건을 형성하고 있기 때문에 하퇴에도 영향을 주며, 또한 반대로 영향을 받는 구조이다. 따라서 내측 무릎에 어떠한 이유로 변형 또는 염증이 발생하면 중력의 힘이 지속적으로 하퇴를 가중시켜 만성적인 하지 통증을 유발한다. 예를 들면 무릎 내측면이 손상되면 내측 측부인대가 늘어나고 외측 반월판이 압박을 받아 O형 다리로 걷게 된다.

 주 증상으로 안정된 상태에서도 내측 대퇴부로 찢기는 듯한 표재통이 심하게 발현

되며, 오히려 보행과 같이 몸을 움직이면 통증이
감소되는 경향이 있고 성교 시 통증이 심해진다.
　봉공근과 박근, 반건양근의 힘줄은 일명 '거위
발 모양건'이라 하여 함께 슬관절의 내측에 부착
되어 안정성을 제공하므로 이 중 어느 한 곳에
문제가 발생하면 점액낭염을 일으키는 요인이
된다.

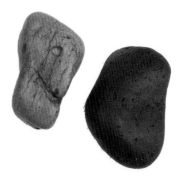

● 스톤테라피

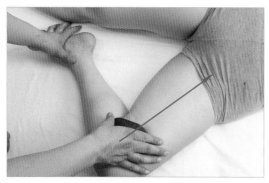 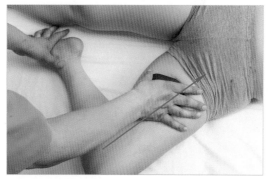

① 피술자는 환측의 고관절을 외전시켜 대퇴내측의 정중앙을 오픈시킨다. 시술자는 모양이 둥근 스톤을 이용하여 대퇴내전의 중앙을 따라 치골연합 방향으로 강한 압을 적용하며 슬라이딩한다.

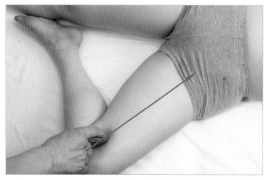 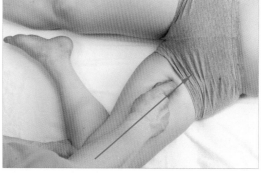

② 시술자는 모양이 길고 둥근 스톤을 이용하여 대퇴내전의 중앙을 따라 치골연합 방향으로 심부압을 적용하며 근막을 이완한다.

12 대내전근 (adductor magnus)

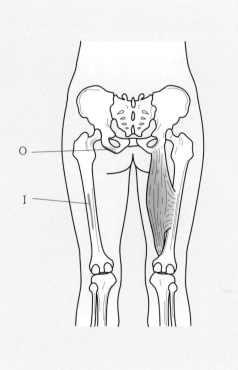

O

I

⬤ 증 상

대내전근은 대퇴내전근(장·단내전근, 대내전근, 박근, 치골근) 중 일부로 가장 크고, 가장 심부에 위치해 있으며, 상부, 중부, 하부 섬유로 구성되어 있다. 거의가 폐쇄신경의 지배를 받는 데 비해 대내전근의 후부 섬유는 유일하게 좌골신경의 지배를 받아 슬괵근에 영향을 받기도 하고 주기도 한다.

대내전근의 무릎 뒤 모음근구멍(adductor hiatus)으로 정맥, 동맥, 신경이 빠져나가므로 이 부위의 경직은 혈액순환을 감소시키고 맥동의 감소를 불러일으키는 원인이 되며, 슬괵근과 함께 좌골신경통을 일으키는 원인이 된다.

주 증상으로 골반 내 통증을 호소하고, 대퇴내측과 서혜부로 통증이 나타나며, 질과 방광, 직장을 포함한 내장기 통증을 호소한다. 여성의 경우 생리 시 통증이 더욱 심하게 발현되며, 계단을 오르기가 힘들고 서혜부에 림프 부종을 일으킨다.

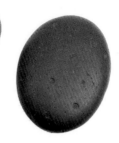

주로 대퇴의 외전과 신전 작용 시 통증이 발현되는데, 고관절을 외전시키면 치골 부위가 당기고 아픈 증상이 나타난다. 대체적으로 남성은 이완성 긴장에 의해, 여성은 단축성 긴장에 의해 통증이 발현된다.

● 스톤테라피

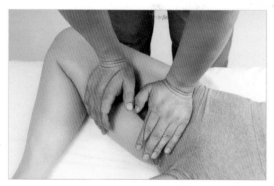
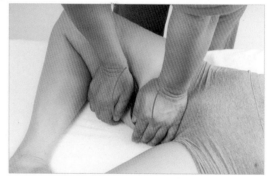

① 피술자는 환측의 고관절을 외전시켜 대퇴내측에 오픈시킨다. 시술자는 모양이 둥근 스톤을 각각 수근에 밀착하여 대퇴내전의 중앙에서 내측 방향을 직하방으로 압을 적용하며 슬라이딩한다.

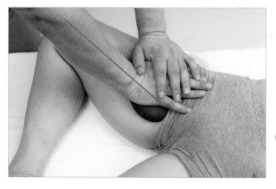

② 시술자는 크고 둥근 스톤을 이용하여 대퇴골조선 내측부에서 좌골결절 치골하지 방향으로 강한 압을 적용하며 슬라이딩한다.

13 장 · 단내전근 (adductor longus · brevis)

장내전근

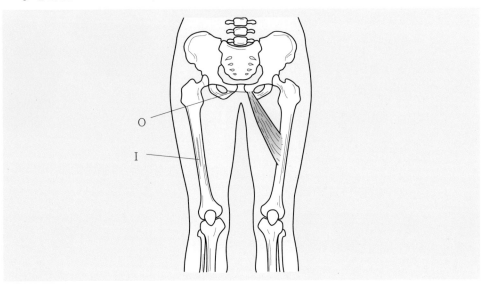

단내전근

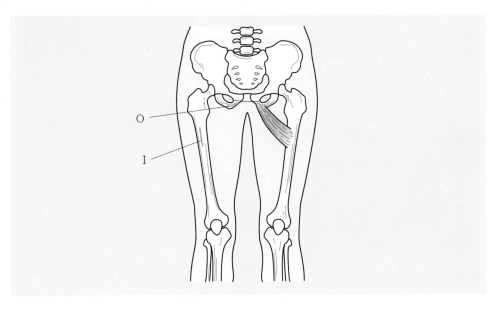

● 증 상

장·단내전근은 서혜부 깊숙한 부위로부터 대퇴를 거쳐 무릎과 경골을 따라 통증이 나타난다. 움직이지 않으면 통증이 나타나지 않으나, 활발한 활동 시에 과부하로 인해 통증이 발현되는 특징이 있다. 그러나 증상이 점점 심해지면 가벼운 보행 시에도 통증이 나타난다. 특히 하체를 고정한 채 상체를 강하고 빠르게 회전시키는 운동은 고관절을 심하게 비틀어지게 만들고, 무거운 물건을 들면 대퇴내측으로 장력을 발생시켜 근섬유의 손상을 가져온다. 이 근육에 기능 이상이나 과도한 부하가 발생되면 내전의 기능이 떨어져 서혜부로 림프 부종 (lymphoedema)과 대퇴 비만을 일으키는 원인이 된다.

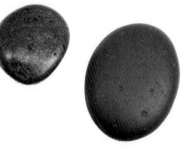

주 증상으로 서혜부 깊은 부위로 통증을 호소하고, 휴식기에는 심하지 않으나 활동 시에 통증이 나타나며 대퇴부를 벌리는 동작, 즉 외전이 제한된다.

참고

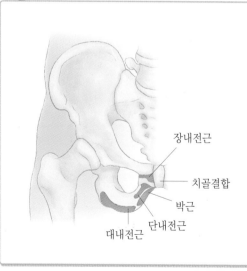

장내전근
치골결합
박근
단내전근
대내전근

● 치골에 부착된 내전근의 구조

치골 결합에는 복부와 서혜부에서 연결된 근육들이 부착하는 부위로 운동하는 동안 아주 강한 수축이 일어난다. 특히 내전근에 수축과 경련이 과도하게 반복되어 일어나면, 치골을 양쪽에서 끌어 당겨 중간 결합부가 벌어지며 연골에 염증을 일으킨다. 또 치골 전면 중앙부로 심한 통증과 함께 서혜부와 허벅지 사이로 방사통을 일으킨다. 더 나아가 만성화되면 골반의 변형도 초래한다.

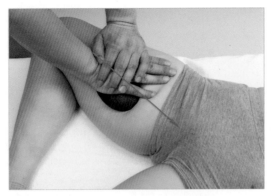

① 피술자는 환측의 고관절을 외전시켜 대퇴내측을 오픈시킨다. 시술자는 모양이 둥근 스톤을 이용하여 대퇴골 중간 부위에서 치골연합 외측면 방향을 직하방으로 압을 적용하며 슬라이딩한다. 그리고 장내전근을 이완한다.

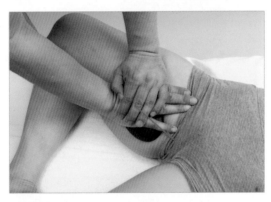

② 피술자는 환측의 고관절을 외전시켜 대퇴내측을 오픈시킨다. 시술자는 모양이 둥근 스톤을 이용하여 대퇴골 중간 부위에서 치골하지 방향을 직하방으로 압을 적용하며 슬라이딩한다. 그리고 단내전근을 이완한다.

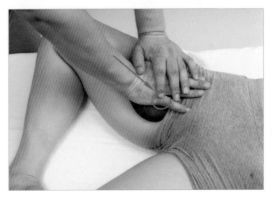

③ 시술자는 모양이 둥근 스톤을 이용하여 대퇴내측면 치골근선에서 치골결절 방향으로 직하방으로 압을 적용하며, 동시에 강약이 배합된 압으로 서클을 그리며 근막을 이완한다.

14 치골근 (pectineus)

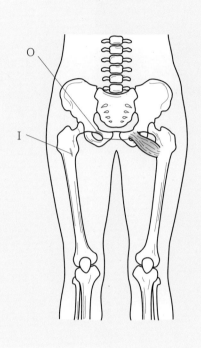

● 증 상

　치골근은 다른 내전근에 비해 고관절의 외전을 제한하여, 특히 앉아 있는 자세에서 이완성 긴장이 높아진다. 반대로 내전의 주체이기 때문에 다리를 만성적으로 오므리고 있으면 서혜부의 혈액과 림프순환을 압박하여 하지 부종과 비만을 초래하고, 무릎 내측으로 통증을 일으키는 주범이 된다.

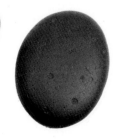

　증상으로는 서혜부 안쪽으로 깊숙이 쑤시는 통증이 나타나고, 여성은 요통과 함께 자궁 및 비뇨생식기 질환이 만성화되는 경우가 있으며, 남성은 조루 · 발기부전의 증세를 보인다.

● 스톤테라피

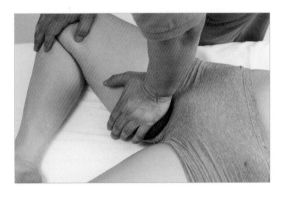

피술자는 환측의 고관절을 외전시켜 대퇴 내측을 오픈시킨다. 시술자는 모양이 둥근 스톤을 이용하여 대퇴골 내후면 치골근선에서 치골결절 방향을 직하방으로 압을 적용하며 슬라이딩한다.

참고

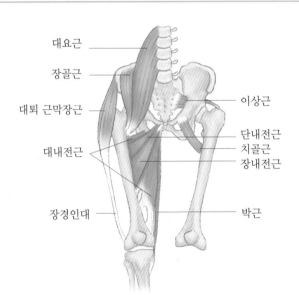

대요근

장골근

대퇴 근막장근

대내전근

장경인대

이상근

단내전근
치골근
장내전근

박근

◎ 골반근의 구조

치골근은 대퇴내전근(장 · 단내전근, 대내전근, 박근, 치골근) 중 일부이며, 내전의 시작을 초기화하는 근육이다. 서혜부의 대퇴삼각에서 대퇴동맥과 대퇴정맥 사이에 위치해 있으며, 장요근과 비슷한 작용을 한다.

15 전경골근 (tibialis anterior)

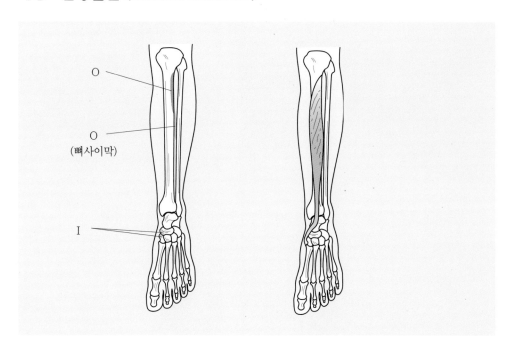

O

O
(뼈사이막)

I

◉ 증 상

전경골근은 하퇴후면에 있는 두 근육과 비교해 현저하게 근력 차이가 나면 보행 시
몸이 전방으로 기울고 발을 들어올리는 배굴 기능이 약해져, 몸의 중심을 잡지 못하
게 됨으로써 발목에 부하가 걸려 전경골근이 손상된다. 외상이나 과사용으로
하퇴의 전방에서 일어나는 대부분의 통증은 뼈에 붙은 근육이나 골막과
같은 연부 조직에 일어나며 경골 상부에서 주로 발생
된다. 전경골근의 과도한 부하는 근막에 미세
한 소상을 입혀 염증으로 확산된다.

주 증상으로 발목의 전내측과 엄지발가
락에서 통증이 유발되고 발과 무릎, 발목
통증을 호소하며, 발을 헛딛거나 자기도
모르게 넘어지는 경향이 발생한다.

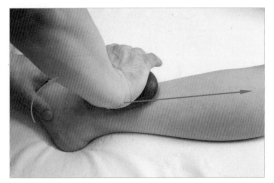 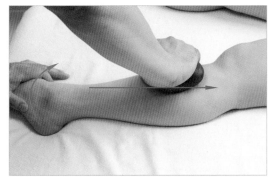

① 시술자는 모양이 납작하고 둥근 스톤을 이용하여 경골 내측선상골에서 경골근의 외측면 상방으로 강한 압을 주어 슬라이딩한다. 경골에 스톤이 부딪쳐 불필요한 통증이 유발되지 않도록 유의하며 진행한다.

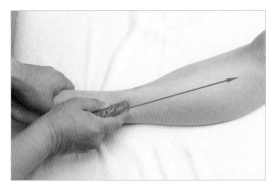 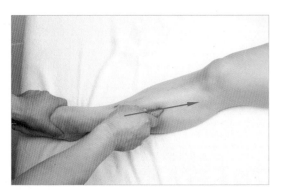

② 시술자는 모양이 길고 납작한 스톤을 이용하여 경골의 근막을 따라 심부압을 적용하며 슬라이딩한다. 경골에 스톤이 부딪쳐 불필요한 통증이 유발되지 않도록 유의하며 진행한다.

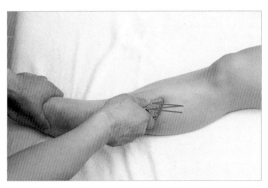 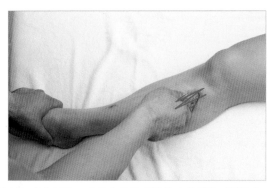

③ 시술자는 모양이 길고 납작한 스톤을 이용하여 경골의 근막을 따라 상하로 강하게 압을 적용하며 근막을 이완한다.

16 가자미근 (soleus)

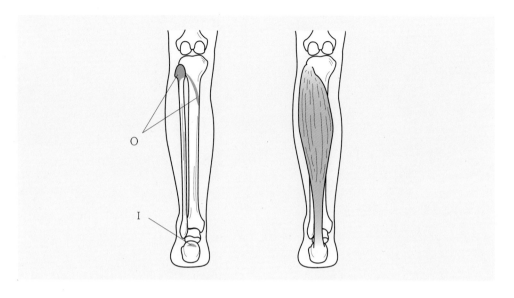

◉ 증 상

가자미근은 부분적으로 비복근에 덮여 있고, 비복근의 측면에서 아킬레스건으로 연결되는 형태로 둘은 사실상 동일한 기능을 한다. 가자미근은 비복근과 함께 아킬레스건에 합류하기 때문에 무리하면 아킬레스건에 상해를 줄 수도 있고, 반대로 아킬레스건에 어떠한 이유로 기능 저하가 오면 그 영향을 받을 수도 있다.

통증은 체중이 급격하게 증가하거나 과도한 발목의 가동과 마찰이 원인으로, 발뒤꿈치와 발바닥, 종아리 상부로 압통이 발현된다. 근육의 경직으로 고관절과 슬관절을 곧게 펼 수 없게 되면 꾸부정한 자세가 되고, 몸의 중심을 잡기 위해 상체를 앞으로 숙이는 보상 작용이 일어나 요통을 심화시킨다. 주 증상으로 발뒤꿈치에 심한 통증으로 서 있기가 힘들고, 천장관절과 허리에 심부통이 발생하며 발과 발목, 하지에 부종이 나타난다.

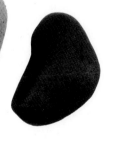

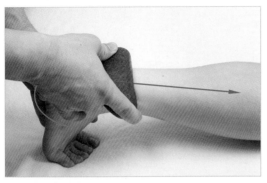 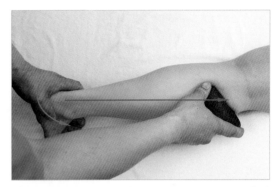

❶ 피술자는 복와위로 눕고 발목을 배굴시킨다. 시술자는 모양이 다면체인 둥근 스톤을 이용하여 아킬레스건 외측에서 비골상부 방향으로 강한 압을 적용하며 슬라이딩한다.

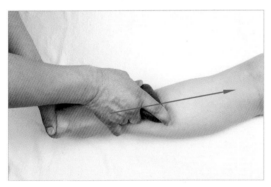 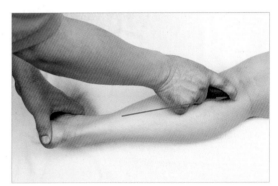

❷ 피술자는 복와위로 눕고 발목을 배굴시킨다. 시술자는 모양이 다면체인 둥근 스톤을 이용하여 아킬레스건 내측에서 비골상부 방향으로 강한 압을 적용하며 슬라이딩한다.

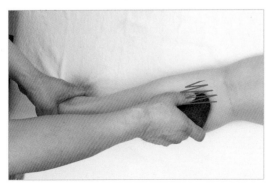

❸ 시술자는 길고 납작한 스톤을 이용하여 가자미근 전반에 걸쳐 상하로 압을 적용하며 근막을 이완한다.

17 비복근 (gastrocnemius)

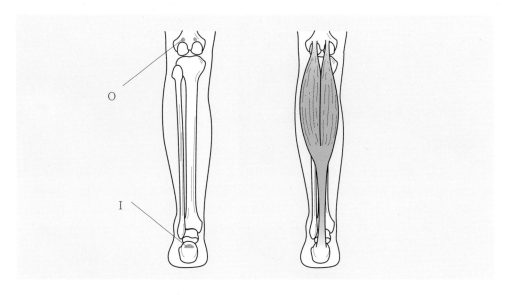

● 증 상

비복근은 무릎을 편 상태에서 발등을 앞으로 들어 올리는 배굴 시 외상이 많이 발생하며, 주로 테니스나 축구와 같은 과도한 운동이 원인이 되므로, 일명 테니스 레그 (tennis leg)라고도 한다. 테니스 레그는 무릎이 완전하게 펴진 신전 상태에서 발목이 외측으로 회전된 상태로, 강한 이완과 수축이 발생하면 장력을 견디지 못해 내비복근이 파열되고, 격렬한 통증과 함께 근 기능의 마비와 부종, 피부 변색을 일으킨다.

통증은 종아리에 나타나는 경련이 대표적이며, 오금 주위로 강하게 발현되거나, 하퇴 후면의 중심을 따라 발뒤꿈치 후면과 발바닥까지 통증을 호소하기도 한다.

비복근은 신체 구조상 정맥 순환에 있어서도 매우 중요한 역할을 한다. 직립 시 하지로 몰려 있는 혈액을 심장으로 강하게 미는 펌프 작용을 하며, 근 기능이 저하되면 하지 부종과 정맥류(varicose vein)를 일으킨다.

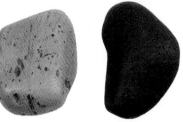

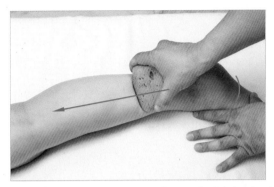 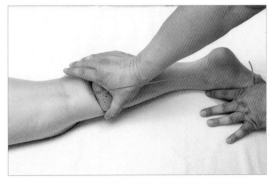

① 피술자는 복와위로 눕고 발목을 저굴과 내번시킨다. 시술자는 모양이 납작한 둥근 스톤을 이용하여 아킬레스건 내
측에서 경골내측 위 관절융기 방향으로 강한 압을 적용하며 슬라이딩한다.

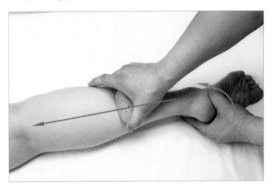 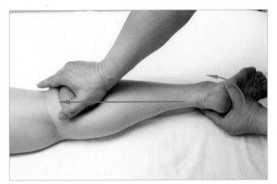

② 피술자는 복와위로 눕고 발목을 저굴과 외번시킨다. 시술자는 모양이 납작한 둥근 스톤을 이용하여 아킬레스건 외
측에서 비골내측 관절융기 방향으로 강한 압을 적용하며 슬라이딩한다.

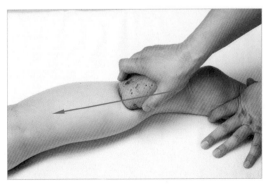 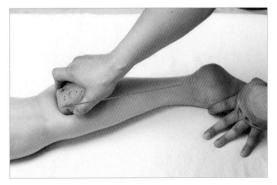

③ 시술자는 모양이 납작한 둥근 스톤을 이용하여 하퇴 중앙부를 직하방으로 압을 적용하며, 아킬레스건에서 대퇴 관
절융기 방향으로 슬라이딩한다.

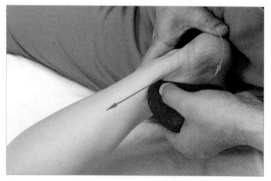
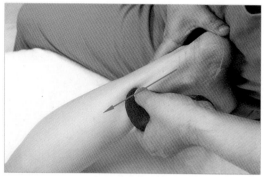

④ 시술자는 모양이 납작한 둥근 스톤을 이용하여 아킬레스 내측을 따라 심부압을 적용하며 슬라이딩한다. 이때 피술자의 발목은 내번시킨 상태에서 적용한다.

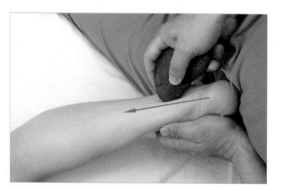
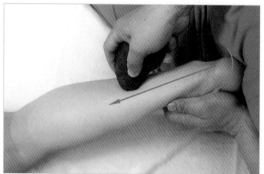

⑤ 시술자는 모양이 납작한 둥근 스톤을 이용하여 아킬레스 외측을 따라 심부압을 적용하며 슬라이딩한다. 이때 피술자의 발목은 내번시킨 상태에서 적용한다.

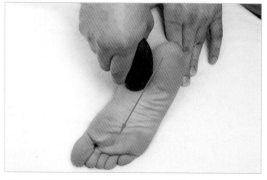
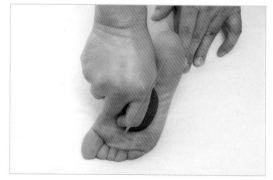

⑥ 시술자는 모양이 납작한 둥근 스톤을 이용하여 종골에서 지골 방향으로 강한 압을 적용하여 슬라이딩하며 족저근막을 이완한다.

자연石을 이용한

스톤마사지

2011년 6월 10일 인쇄
2011년 6월 15일 발행

저 자 : 박동호
펴낸이 : 이정일

펴낸곳 : 도서출판 **일진사**
www.iljinsa.com
140-896 서울시 용산구 효창원로 64길 6
대표전화 : 704-1616, 팩스 : 715-3536
등록번호 : 제3-40호(1979.4.2)

값 18,000원

ISBN : 978-89-429-1234-6